KB105800

최강의
야채 수프

참고 문헌

• 《활성산소와 채소의 힘》 마에다 히로시 저, 가나자와 아야코 집필 협력, 사이와이쇼보
• 《암 치료 혁명 '부작용 없는 항암제'의 탄생》 오쿠노 슈지 저, 분게이슌주

Original Japanese title: SAIKYOU NO YASAI SOUP

Copyright © 2017 Hiroshi Maeda

Original Japanese edition published by Makino Publishing Co., Ltd.

Korean translation rights arranged with Makino Publishing Co., Ltd.

through The English Agency (Japan) Ltd. and Danny Hong Agency

최강의
야채 수프

마에다 히로시 지음 | 강수연 옮김

비타북스

프롤로그

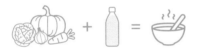

항암제 연구자이기에
암 예방에도 이바지하고 싶다

　　내 전문 분야는 항암제 연구와 개발이다.

　항암제는 암 치료에 사용하는 약제로, 암세포를 파괴하거나 암세포의 증식을 방해하는 작용을 한다. 항암제로 암세포만 죽일 수 있다면 그보다 더 좋은 일은 없을 것이다. 하지만 현실은 다르다.

　기존의 항암제는 암세포뿐 아니라 정상세포도 손상시키기 때문에 많은 환자가 구토, 식욕 감퇴, 탈모, 간 기능 장애 등 심각한 부작용을 겪는다. 게다가 최신 항암제는 치료비가 너무 비싸 환자가 원한다고 해도 충분한 치료를 받을 수 없다.

　'환자의 몸을 상하게 하지 않으면서 효과가 뛰어난 암 치료제를 만들 순 없을까?'

　이런 고민을 한 나는 정상세포의 손상 없이 암세포에만 집중적으로 작용하는 항암제를 개발하려고 노력해왔다.

　암세포 주변의 혈관에는 커다란 틈이 많다. 이 틈에 맞는 항암제를 사용하면 혈관 틈을 통과한 약제가 암 조직에 모여 장시간 머무는 효과가 지속된다. 나는 이 점을 활용하여 정상세포를 손상시키지 않고 암 조직에만 집중적으로 약제를 전달하는 항암제를 개발했다. 현재는 정밀도를 더욱 높이기 위해 연구에 매진하고 있다.

그러나 암 예방의 중요성에는 변함이 없다. 항암제 연구를 하면 할수록 나는 암 예방이 무엇보다 중요하다고 느낀다. 그래서 소모임, 강연회 등 여러 기회가 있을 때마다 "암은 예방이 가장 중요합니다"라고 말한다.

또한 암이 생기는 원리를 알고 그 예방법을 계속 연구해왔기에 이렇게 호소한다.

"암 예방에는 채소 수프가 최고입니다."

채소 수프는
활성산소를 제거하는 최고의 비책

암을 비롯한 대부분의 질병, 그리고 노화와 밀접하게 연관된 물질이 바로 '활성산소'다. 활성산소란 산소가 변질된 물질인데, 끊임없이 활성화하여 다른 물질을 공격한다. 그 작용을 '산화'라고 한다. 철이 녹스는 것도 '산화'이며, 이 역시 활성산소의 소행이다. 동일한 현상이 우리 몸에도 발생한다.

활성산소는 자외선, 방사선, 화학물질, 호흡으로 들이마신 산소, 흡연, 식품첨가물 등 온갖 것에서 발생하여 세포와 유전자를 공격한다. 암은 활성산소에 의해 세포의 유전자가 손상되고 돌연변이를 일으킨 뒤 세 단계를 거쳐 성장한 것이다. 암이 발생하는 모든 단계에 활성산소가 관여한다. 활성산소는 암뿐만 아니라 동맥경화, 당뇨병, 고혈압, 고지혈증 같은 성인병, 알레르기성 질환, 알츠하이머, 노화 등 다양한 질병의 원인이다. 우리는 살아 있는 한 활성산소의 공격을 피할 수 없다.

하지만 활성산소를 억제하는 방법은 있다. 바로 채소를 먹는 것이다.

채소에는 활성산소를 제거하는 물질이 다량 함유되어 있다. 이를 '항산화물질'이라고 한다. 채소는 항산화물질의 보고다. 채소를 듬뿍 섭취해 몸속에 항산화물질을 보유하고 있으면 활성산소를 물리치고 암을 예방할 수 있다.

나는 채소의 항산화물질을 이용하여 다양한 실험을 했다. 그 결과 채소는 끓여서 수프로 만들면 최강의 항산화력을 발휘한다는 사실을 알게 되었다. 맹독성 활성산소도 채소 수프를 만나면 순식간에 사라진다.

채소의 각종 항산화물질이
힘을 합쳐 해로움을 막는다

채소에 함유된 항산화물질에는 여러 종류가 있다.

대표적인 것이 '피토케미컬'이다. 피토케미컬은 식물이 자외선이나 병충으로부터 스스로를 지키려고 만들어내는 물질의 총칭이다. 식물의 색, 향, 쓴맛 등을 구성하는 성분이다.

토마토의 리코펜, 시금치의 루테인, 당근과 단호박의 카로티노이드, 콩의 이소플라본, 녹차의 카테킨, 양파의 케르세틴 등 피토케미컬은 우리가 쉽게 접하는 채소와 과일, 콩류, 차에 가득 들어 있다.

피토케미컬의 종류는 1만여 종 이상에 달하며, 각각 다양한 작용을 한다. 암과 관련해서는 다음과 같은 작용을 한다.

① 유전자를 손상시키는 활성산소를 제거한다.
② 발암물질을 해독한다.
③ 암세포의 성장·증식을 억제한다.
④ 면역력을 강화한다.

이 밖에도 채소에는 비타민 C나 비타민 E 등의 비타민류, 글루타티온 등 다양한 종류의 항산화물질이 들어 있다. 이 물질들이 힘을 합쳐 활성산소를 제거한다.

채소 수프는 암을 예방한다

일본인의 경우 두 명 중 한 명이 암에 걸리고, 세 명 중 한 명이 암으로 사망한다. 이런 이야기를 들으면 암에 대한 공포로 몸이 움

츠러든다. 이렇게 무서운 암을 '채소 수프를 먹는 정도로 예방할 수 있을까?'라고 생각하는 사람이 있을 것이다.

하지만 나는 국내외의 많은 조사와 연구, 그리고 내가 실시한 연구 결과를 토대로 채소 수프를 먹으면 암을 확실히 예방할 수 있다고 단언한다.

채소 수프를 만드는 방법은 더할 나위 없이 간단하다. 냄비에 여러 종류의 채소를 넣고 물을 부어 끓일 뿐이다.

활성산소를 제거하는 가장 좋은 방법으로도 채소 수프를 자신 있게 권한다. 이 책을 읽은 여러분과 가족의 건강을 유지하는 데 채소 수프가 도움이 되기를 바란다.

마에다 히로시 前田 浩

PART 1

암, 고혈압, 당뇨병, 백내장, 아토피까지 낫는
만능 '채소 수프' 레시피

암, 고혈압, 당뇨병, 백내장, 아토피까지 낫는

만능 '채소 수프' 레시피

기본 채소 수프

채소와 물만 넣고 끓여도 감칠맛이 풍부한 채소 수프.
건더기를 갈아서 걸쭉한 수프로 만들면 더욱 먹기 편하다.

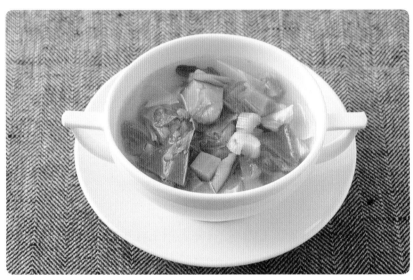

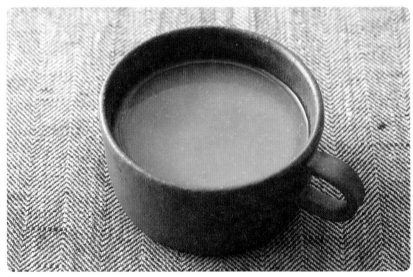

주재료

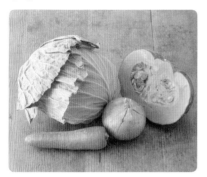

양배추, 단호박, 당근, 양파

제철 채소 4~6종류 사용

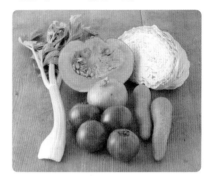

제철 채소는 영양소와 항산화물질이 풍부
하다. 여러 채소가 어우러지면 다양한 항산
화물질을 균형 있게 섭취할 수 있으며, 효과
도 더욱 높일 수 있다.

채소와 물의 비율 1:3

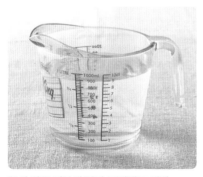

물의 양은 기호에 따라 조절해도 된다.

채소 자투리 사용

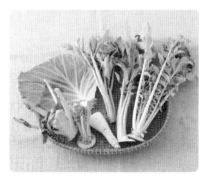

채소 껍질이나 줄기, 뿌리에도 항산화물질
이 풍부하게 함유되어 있다. 버리지 말고 사
용한다.

기본 조리법

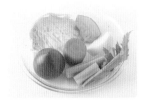

재료(800~900㎖ 기준)

양배추, 단호박, 당근, 양파, 토마토,
셀러리(잎 포함) · 합쳐서 300g
물 · 900㎖

만드는 법

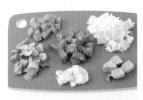

1 준비한 채소를 깨끗이
씻는다. 양배추는 큼직하게
자르고, 단호박은 씨를
제거한 뒤 한입 크기로 썬다.
당근은 껍질째 한입 크기로
썰고, 양파는 껍질을 벗긴
뒤 한입 크기로 자른다.
토마토는 꼭지를 떼어낸
뒤 큼직하게 썬다.
셀러리 줄기는 잘게 썰고,
잎은 큼직하게 자른다.

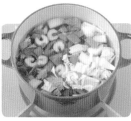

2 냄비에 손질한 채소와
물을 넣는다.

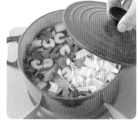

3 뚜껑을 덮은 뒤 팔팔
끓인다.

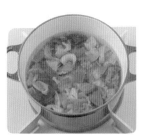

4 국물이 끓어오르면 약한
불에서 채소가 푹 익을
때까지 30분 정도 끓인다.

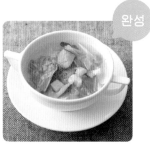

완성

5 기본적으로 간은 하지
않는다. 단, 간이 많이
부족하거나 식욕이 없을
때는 기호에 따라 조미료를
추가해도 좋다.

건더기 없는 걸쭉한 수프 만들기

만들기 과정 **4**에서 채소가 식으면 믹서나 핸드블랜더로 곱게 간다.

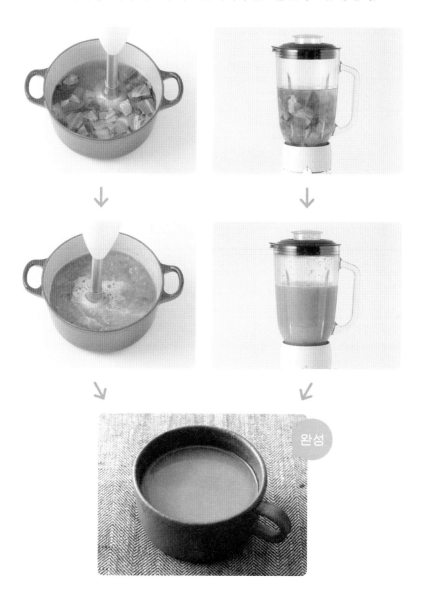

미나리와 시금치로 만든
봄에 먹는 채소 수프

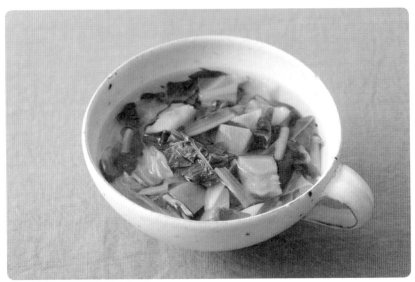

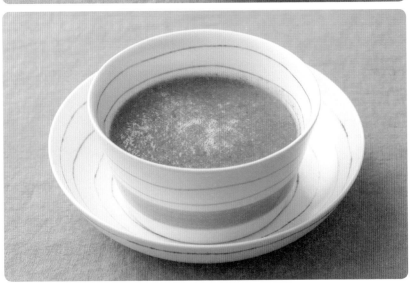

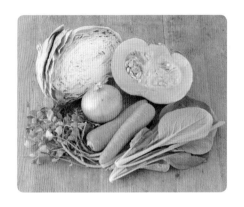

재료(800~900㎖ 기준)

양배추, 단호박, 당근, 양파 · 합쳐서 200g
미나리, 시금치 · 합쳐서 100g
물 · 900㎖

만드는 법

1 준비한 채소를 깨끗이 씻는다.

2 양배추는 큼직하게 자르고, 단호박은 씨를
제거한 뒤 한입 크기로 썬다. 당근은 껍질째
한입 크기로 썰고, 양파는 껍질을 벗긴 뒤 한
입 크기로 자른다. 미나리와 시금치는 큼직
하게 썬다.

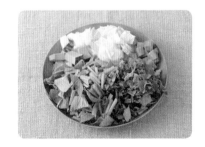

3 냄비에 손질한 채소와 물을 넣고 뚜껑을 덮
은 뒤 팔팔 끓인다. 국물이 끓어오르면 약한 불에서 채소가 푹 익을 때까지 30분 정도
끓인다.

4 걸쭉한 수프로 만들 때는 **3**이 식은 뒤 믹서나 핸드블랜더로 곱게 간다.

토마토를 듬뿍 넣은
여름에 먹는 채소 수프

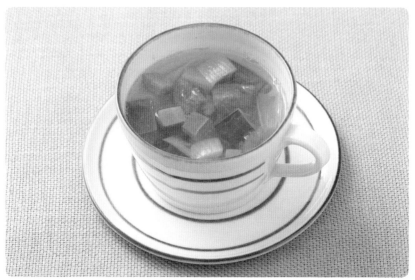

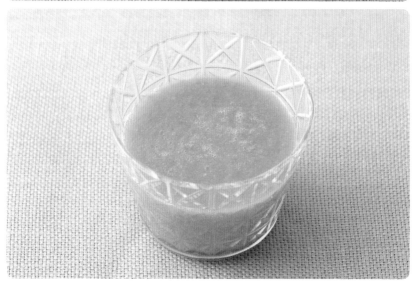

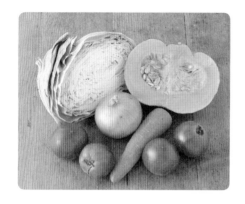

재료(800~900㎖ 기준)

양배추, 단호박, 당근, 양파 · 합쳐서 100g
토마토 · 200g(1개)
물 · 900㎖

만드는 법

1 준비한 채소를 깨끗이 씻는다.

2 양배추는 큼직하게 자르고, 단호박은 씨를
제거한 뒤 한입 크기로 썬다. 당근은 껍질째
한입 크기로 썰고, 양파는 껍질을 벗긴 뒤 한
입 크기로 자른다. 토마토는 꼭지를 떼어낸
뒤 큼직하게 썬다.

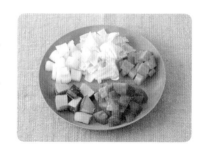

3 냄비에 손질한 채소와 물을 넣고 뚜껑을 덮
은 뒤 팔팔 끓인다. 국물이 끓어오르면 약한 불에서 채소가 푹 익을 때까지 30분 정도
끓인다.

4 걸쭉한 수프로 만들 때는 3이 식은 뒤 믹서나 핸드블랜더로 곱게 간다.

뿌리채소를 아낌없이 더한

가을에 먹는 채소 수프

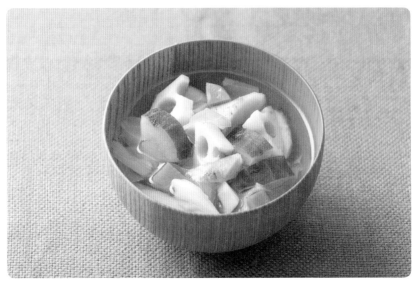

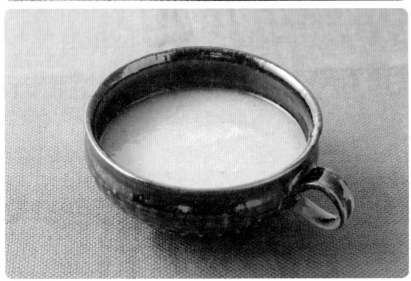

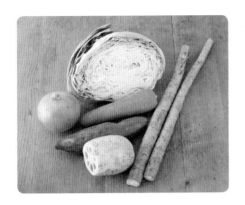

재료(800~900㎖ 기준)

양배추, 당근, 양파 · 합쳐서 100g
고구마, 연근, 우엉 · 합쳐서 200g
물 · 900㎖

만드는 법

1 준비한 채소를 깨끗이 씻는다.

2 양배추는 큼직하게 자르고, 양파는 껍질을
벗긴 뒤 한입 크기로 썬다. 당근과 고구마는
껍질째 한입 크기로 썰고, 연근은 껍질을 벗
긴 뒤 한입 크기로 자른다. 우엉은 표면을 칼
등으로 가볍게 긁어낸 뒤 한입 크기로 어슷
썬다.

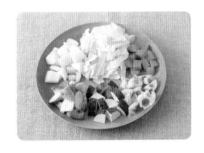

3 냄비에 손질한 채소와 물을 넣고 뚜껑을 덮은 뒤 팔팔 끓인다. 국물이 끓어오르면 약한
불에서 채소가 푹 익을 때까지 30분 정도 끓인다.

4 걸쭉한 수프로 만들 때는 **3**이 식은 뒤 믹서나 핸드블렌더로 곱게 간다.

겨울에 먹는 채소 수프

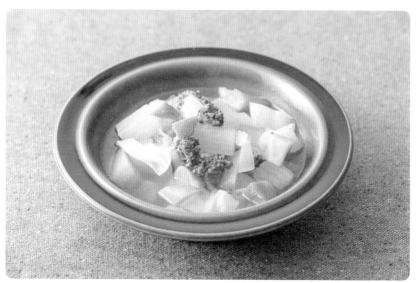

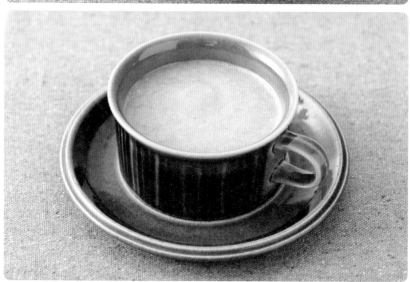

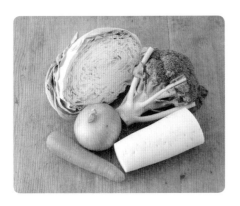

재료(800~900㎖ 기준)

양배추, 당근, 양파 · 합쳐서 100g
무, 브로콜리 · 합쳐서 200g
올리브유 · 1작은술
물 · 900㎖

만드는 법

1 준비한 채소를 깨끗이 씻는다.

2 양배추는 큼직하게 자르고, 양파는 껍질을
벗긴 뒤 한입 크기로 썬다. 당근과 무는 껍질
째 한입 크기로 썬다. 브로콜리는 필러로 줄
기의 껍질을 벗긴 뒤 1㎝ 크기로 자른다. 잎
과 꽃봉오리는 먹기 좋은 크기로 자른다.

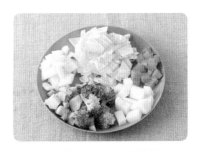

3 냄비에 올리브유와 브로콜리 줄기를 넣고
2~3분간 볶는다. 손질한 채소와 물을 넣고
뚜껑을 덮은 뒤 팔팔 끓인다. 국물이 끓어
오르면 약한 불에서 채소가 푹 익을 때까지
30분 정도 끓인다.

4 걸쭉한 수프로 만들 때는 **3**이 식은 뒤 믹서나
핸드블랜더로 곱게 간다.

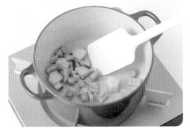

채소 수프 먹는 법

한 번에 먹는 양은 250~300㎖로, 하루에 1~2회 먹는다. 채소를 삶아서 그대로
먹어도, 갈아서 걸쭉한 수프로 먹어도 효과는 동일하다. 취향에 따라 먹는다.

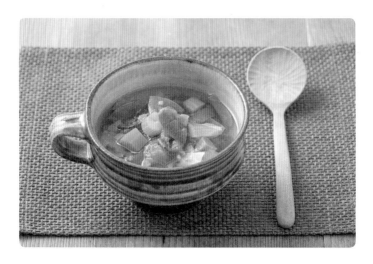

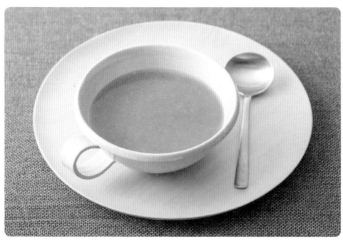

🥄 양념

기본적으로 간은 하지 않는다. 염분을 더하지 않아도 채소의 감칠맛만으로 맛있게 먹을 수 있다. 하지만 간이 많이 부족하거나 맛에 변화를 주고 싶을 때는 조미료나 향신료를 과하지 않을 정도로 소량 추가해도 좋다. 채소에는 염분을 배출하는 칼륨이 함유되어 있다.

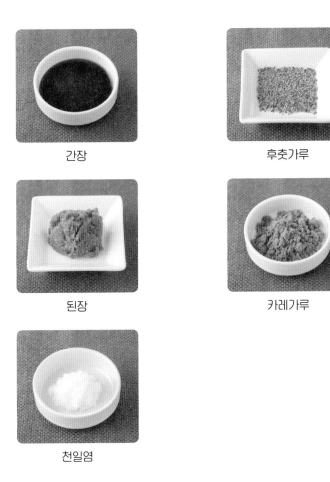

간장

후춧가루

된장

카레가루

천일염

🥄 보관

채소 수프는 한 번 만들 때 많이 만들어놓으면 편하다. 냉장 보관할 경우 3일 정도 보관이 가능하다. 그 이상 보관할 때는 냉동실에 넣는 것이 좋다. 한 번 먹을 양만큼 나누어 보관하면 언제든 꺼내 먹을 수 있다.

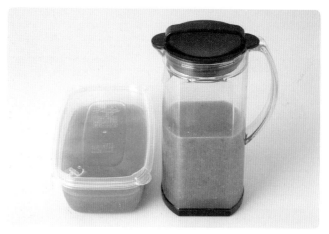

냉장실에 보관할 때

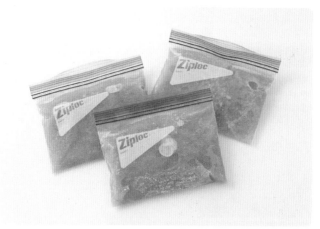

냉동실에 보관할 때

암 예방과 치료에는 채소 수프가 최고!
치료 부작용도 줄인다

채소 수프는 최고의 항암 음식

최고의 암 예방법은
채소 수프를 먹는 것

나는 오랜 세월 '부작용 없는 항암제'를 만들기 위해 연구해 왔다. 기존의 항암제는 암세포뿐 아니라 정상세포도 손상시켜 식욕 감퇴나 구토, 탈모 등 고통스러운 부작용을 초래한다. 내가 개발하려는 약은 정상세포의 손상 없이 암 조직에만 집중적으로 작용하는 항암제다.

물론 치료 기술이 발전한다 해도 암은 예방이 가장 중요하다. 내 본업은 항암제 연구지만, 암 예방법도 연구하고 있다. 그 결과 '암 예방에는 채소 섭취가 최고'라는 결론에 도달했다. 지금부터 이유를 알아보자.

　　피부암의 주원인은 자외선이다. 피부가 자외선에 장시간 노출되면 몸속에서 맹독성 물질인 활성산소가 계속 발생한다. 활성산소는 암의 원흉이다. 유전자를 산화시켜 손상을 입히고, 정상세포를 암세포로 변이시킨다. 피부세포가 변이되면 피부암이 생긴다.

　쥐를 대상으로 피부암 연구를 하는 동안 한 가지 의문이 떠올랐다.

　'식물은 왜 암에 걸리지 않는 걸까?'

　식물은 1년 내내 자외선에 노출되어 활성산소의 맹공을 받지만, 암에 걸리지 않는다. 이 수수께끼를 풀기 위해 연구를 거듭한 결과, 식물에 다량 함유된 피토케미컬Phytochemical이 암을 예방하는 효과가 있다는 사실을 알아냈다.

　피토케미컬은 식물이 자외선이나 병충으로부터 스스로를 지키기 위해 만들어내는 화학물질의 총칭이다. 식물의 색과 향, 쓴맛 등을 구성하는 성분이기도 하다. 녹차의 카테킨Catechin, 토마토의 리코펜Lycopene, 시금치의 루테인Lutein, 당근과 단호박의 카로티노이드Carotenoid 등 피토케미컬은 우리가 쉽게

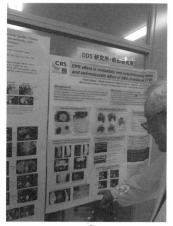

연구 중인 항암제를 해외 학회에서 발표하기 위해 준비하는 마에다 히로시 교수

접하는 채소에 가득 들어 있다.

피토케미컬은 활성산소를 제거하는 강력한 항산화 작용을 한다. 이것이 바로 식물이 암에 걸리지 않는 이유다. 식물은 피토케미컬을 함유하고 있어 여름철 태양의 강한 자외선을 받아도 스스로 활성산소를 제거하기 때문이다.

암 예방을 위한 최선의 방책은 채소에 풍부한 피토케미컬 섭취

자외선 외에도 식품첨가물 같은 화학합성물, 담배, 공해물질, 다량의 음주 등 우리의 일상생활에는 활성산소를 생성하는 인자가 넘쳐난다. 바이러스 감염이나 스트레스, 호흡으로 들이마신 산소도 활성산소를 발생시킨다.

실은 우리 몸에도 항산화물질을 만들어 활성산소를 제거하는 기능이 있다. 문제는 나이를 먹으면 이 기능이 현저히 떨어지면서 활성산소에 대한 대응력이 약해진다는 것이다. 그러므로 식물에 함유된 피토케미컬의 힘을 빌려야 한다. 평소에 채소를 듬뿍 먹어서 피토케미컬을 섭취하자. 이것이 암을 예방하는 가장 좋은 방법이다.

채소를 먹는 사람일수록
암에 걸리지 않는다

채소를 질병 예방에 활용하는 움직임은 세계적인 추세다. 미국의 과학 잡지 《사이언스》는 〈채소는 대단해!〉라는 특집 기사에서 채소 섭취로 질병을 예방하는 '피토테라피Phyototherapy'를 제안했다.

아래 그래프를 보면 미국 내 암으로 인한 사망률 3위인 대장암·직장암은 뉴욕과 매사추세츠 등 동부 여섯 개 주에서 2000년부터 8년간 급격히 줄었다. 반면 미시시피와 앨라배마 등 남부에서는 사망률이 거의 줄지 않았다.

미국 내 대장암·직장암 사망률 변화

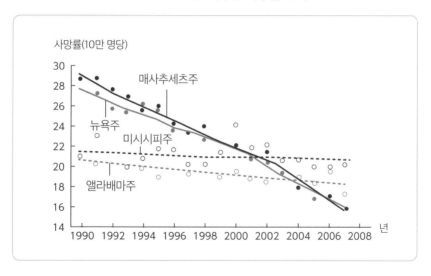

미국에서는 1991년부터 질병 예방을 목적으로 하루에 녹황색 채소를 다섯 그릇씩 먹는 캠페인을 시작했다. 채소 섭취량은 남부에서 변동이 없었지만, 동부의 각 주에서는 눈에 띄게 늘었다. 바로 이 점이 동부의 대장암·직장암 사망률을 낮춘 이유 중 하나라고 본다. 채소의 항산화 작용에 의해 암의 발생이 억제된 것이다.

1995년에는 암 연구자들이 가장 신뢰하는 미국 암학회 기관지 '캔서 리서치Cancer Research'에 흥미로운 논문이 실렸다.

타이완의 B형 간염 바이러스 보균자를 8~10년간 추적 관찰한 결과, 일주일에 평균 여섯 차례 이상 채소를 섭취한 사람은 그 이하로 먹은 사람보다 간암 발생률이 4.7배나 낮았다. 간염 바이러스 보균자에게 매우 반가운 연구 결과다.

이 외에도 채소의 효능에 대한 국내외 연구를 종합해보면, '채소는 암 예방에 효과가 있다'라고 단언할 수 있다. 내가 수년간 해온 연구에서도 '암 예방에는 채소 수프를 섭취하는 것이 가장 좋다'라는 결과가 나왔다. 다만 그 효과를 최대한 많이 얻으려면 섭취 방법이 중요하다.

채소 수프의 항산화력은
샐러드보다 10배에서 100배

생채소를 먹으면
유효성분이 대부분 배설된다

'생채소가 건강에 좋다'라는 이미지 때문에 채소를 샐러드로 먹는 사람이 많다. 하지만 생채소를 그대로 먹으면 몸에 흡수되는 피토케미컬은 얼마 되지 않는다.

대부분의 피토케미컬은 채소의 세포 안에 있다. 식물세포는 '셀룰로스 Cellulose'라는 식이섬유로 구성된 단단한 세포벽에 둘러싸여 있다. 피토케미컬을 섭취하려면 이 세포벽을 깨뜨려야 하는데, 인간은 몸속에서 셀룰로스를 소화하지 못한다. 채소를 씹거나 칼로 자르는 정도로는 세포벽이 깨지지 않기 때문에 세포 안의 유효성분을 흡수할 수 없다. 실제로 생채소를 먹은 뒤 변을 관찰하면, 채소의 세포가 소화되지 못한 채 그대로 배설된 것을 발견할 수 있다.

채소의 유효성분을 제대로 섭취하려면!

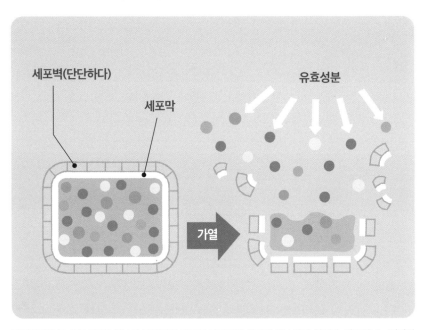

피토케미컬 등 유효성분은 채소를 가열하여 세포를 파괴하지 않으면 흡수하기 어렵다. 식물세포는 단단한 세포벽에 둘러싸여 있어 인간의 소화 효소로는 세포벽을 분해할 수 없다. 열을 가해야 세포벽이 깨지면서 세포 안에 있는 성분이 녹아 나온다. 즉, 채소는 가열하여 수프로 만들어야 유효성분의 흡수율을 월등히 높일 수 있다.

가열해야 채소의 유효성분이
쉽게 흡수된다

그러면 채소의 유효성분을 하나도 남김없이 섭취하려면 어떻게 해야 할까? 채소를 가열하여 수프로 먹는 것이 가장 좋다. 채소는 데치기만 해도 단단한 세포벽이 급속히 무너져 항산화물질인 피토케미컬이 수프에 녹아들기 때문이다.

우리 연구팀이 실시한 실험 결과, 채소는 갈았을 때보다 끓였을 때 활성산소를 제거하는 능력이 10~100배 강하다는 사실이 밝혀졌다. 다음의 도표(p.40 참조)는 각종 채소를 갈았을 때와 수프로 만들었을 때의 항산화력을 측정한 것이다.

채소 수프에는 피토케미컬 외에도 비타민과 미네랄 등 채소의 유효성분이 통째로 녹아 나온다. 즉, 채소 수프를 먹으면 샐러드와는 비교할 수 없을 정도로 뛰어난 항산화력을 얻을 수 있다.

채소의 유효성분은 열에 강하기 때문에 가열해도 파괴되지 않는다. 비타민 C도 마찬가지다. 비타민 C는 열을 가해도 채소에 들어 있는 다른 항산화물질의 작용으로 안정화되어 쉽게 파괴되지 않는다. 채소를 가열하면 유해한 성분을 제거하거나 살균하는 효과도 얻을 수 있다.

세계보건기구(WHO)는 성인이 하루에 먹어야 할 채소와 과일 목표 섭취량을 400g으로 제시했다. 채소를 한 번에 많이 먹을 수 있는 채소 수

채소의 항산화력 강도

수프가 샐러드보다 항산화력이 더 강하다!

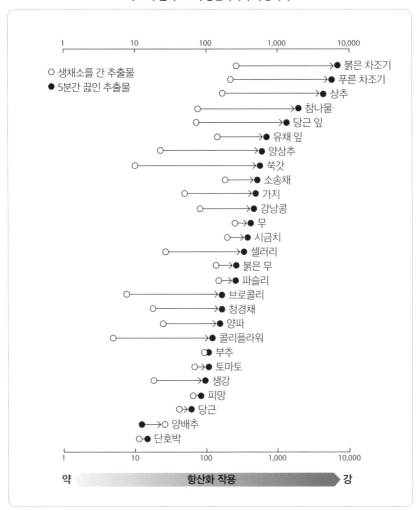

* 생채소를 간 추출물과 5분간 끓인 추출물의 성분으로 활성산소 중 독성이 강한 '지질 라디칼'에 대한 항산화력을 측정했다.
* 숫자가 높을수록 활성이 강하다. 대부분의 채소는 끓이면 항산화력 수치가 상승한다.

프에 삶은 채소, 나물, 채소볶음, 과일 등으로 하루 세끼 식단을 짜면 400g은 거뜬히 먹을 수 있다.

• 채소를 가열했을 때 얻는 효과

① 채소의 유효성분을 최대한 흡수할 수 있다.
   (식물세포 파괴 → 유효성분 녹아 나옴 → 피토케미컬 등을 쉽게 흡수)

② 소화 효소를 저해하는 성분을 비활성화한다.

③ 가열하면 유효성분이 수프에 균일하게 녹아들어 항산화 효과가 높아진다.
   (생토마토보다 가공한 토마토 페이스트, 케첩이 암 예방에 더 효과적)

④ 식이섬유가 녹아 면역력을 높이고, 장내 환경을 개선한다.

⑤ 간염 바이러스, 병원성 대장균 O-157, 헬리코박터균을 살균한다.

⑥ 유해한 성분을 제거한다.

암의 성장을 억제하여
수명을 늘린다

채소 수프를 먹은 쥐가 암이 가장 작았다

암은 만만치 않은 병이다. 채소 수프를 먹으면 암에 잘 걸리지 않게 된다 해도 100% 예방할 수는 없다. 하지만 채소 수프를 섭취하는 식습관을 들이면 암에 걸리더라도 암세포의 성장을 억제할 수 있다.

쥐에게 얼룩조릿대(볏과 식물로 위장질환, 구내염, 고혈압, 변비, 비만, 빈혈에 효과가 있는 것으로 알려져 있다) 추출액을 사료로 먹여 실험한 결과를 살펴보자. 얼룩조릿대 추출액을 채소 수프로 바꿔 생각해도 무방하다. 얼룩조릿대에는 활성산소를 제거하는 플라보노이드Flavonoid와 면역력을 높이는 다당류(식이섬유의 일종)가 풍부하게 함유되어 있다.

쥐를 다음의 네 그룹으로 나누어 암의 크기와 생존 일수를 비교했다.

① 일반 사료로만 사육하다가 암을 이식한 대조군

② 일반 사료로 사육하다가 암을 이식하고, 7일 후에 얼룩조릿대 추출
액을 탄 사료(이하 얼룩조릿대)로 바꾼 그룹

③ 암 이식과 동시에 사료를 얼룩조릿대로 바꾼 그룹

④ 암을 이식하기 7일 전부터 얼룩조릿대로 바꾼 그룹

암의 크기가 가장 작은 그룹은 암을 이식하기 전부터 예방적으로 얼룩조릿대를 준 ④그룹이었다. 그다음은 이식과 동시에 얼룩조릿대를 준 ③그룹이었다. 예방적으로 얼룩조릿대를 준 ④그룹에 비해 얼룩조릿대를 전혀 주지 않은 ①의 대조군은 암의 크기가 확실히 컸다.

①의 대조군 쥐는 암을 이식한 뒤 60일 안에 모두 죽었지만, 얼룩조릿대를 준 모든 그룹의 쥐는 80일을 경과한 시점에 35%가 생존했다. 암에 걸린 후에 얼룩조릿대를 준 ②그룹에서도 생존 기간은 크게 늘어 10%가 120일간 생존했다. 쥐의 수명이 약 2년인 것을 고려할 때 120일은 인간으로 치면 약 5년에 해당한다.

이 실험에서 도출할 수 있는 결론은 두 가지다. 첫째, 채소 수프를 예방적으로 먹으면 암에 잘 걸리지 않는다는 것. 둘째, 암에 걸렸더라도 암의 성장을 억제하여 수명을 연장할 수 있다는 것이다. 따라서 암의 예방은 물론 성장을 막기 위해서라도 채소 수프를 섭취하자.

항암제와 방사선 치료의
부작용을 줄인다

항암제와 방사선 치료의 부작용은

활성산소가 원인

앞서 설명했듯 항암제는 암세포뿐 아니라 정상세포까지 죽이기 때문에 암 환자들은 구토, 식욕 부진, 탈모, 통증 등 다양한 부작용에 시달린다.

방사선 치료도 부작용이 심하기는 마찬가지다. 세포는 세포막에 둘러싸여 생명을 유지하는데, 방사선 치료 중에 발생하는 활성산소가 세포막을 손상시켜 세포를 파괴하기 때문이다.

최근에 시행하는 방사선요법은 정밀도가 높아져서 암세포를 집중적으로 공격할 수 있다고 한다. 하지만 암의 환부를 정밀하게 조준하여 공격한다 해도 방사선에 의해 생성된 활성산소의 해악은 체내 일부에 그치지 않는다.

예를 들면 폐암 환자의 경우 폐에 국한하여 방사선 치료를 받아도 구토나 탈모, 백혈구 감소, 빈혈 등의 부작용이 발생한다. 활성산소가 초래하는 산화 스트레스가 온몸의 장기에 영향을 미치기 때문이다.

암에 걸리는 이유는 면역력이 저하되어서다. 그런 상태에서 항암제나 방사선 치료에 의해 유발된 활성산소가 활개를 치면 몸은 더욱 허약해진다. 그래서 채소 수프가 필요하다. 항암제와 방사선 치료의 부작용이 활성산소에 의한 것이라면, 항산화물질이 들어 있는 채소 수프를 섭취함으로써 활성산소를 제거하고 부작용을 억제할 수 있다. 환자는 부작용의 고통에서 벗어나 치료를 효과적으로 지속할 수 있다.

암 치료 후 체력 회복이나
재발 방지에도 탁월하다

암 치료 후 최대 고민은

'무엇을 먹어야 할까?'

나는 예전에 《채소는 암 예방에 효과가 있나》라는 책을 낸 적이 있다. 그 책에서도 채소 수프의 효용을 소개하여 다양한 소감을 들었는데, 어느 의료 관계자의 말이 무척 흥미로웠다.

"암 환자로부터 무엇을 먹어야 몸에 좋은지 질문을 받지만, 명확히 대답할 수 없어 곤란하다"라는 것이다.

병원에 입원하여 암을 치료하다가 퇴원하고 나면 대부분의 환자가 식사 문제로 고민한다. 이때 나는 채소 수프를 적극적으로 추천한다. 채소를 끓여 수프로 만들어 먹으면 위장에 부담을 주지 않고, 영양분을 최대로 흡수할 수 있다. 암 치료 후 체력 회복이나 재발 방지 대책으로 이만큼 효과적인 음식도 없다.

시한부 선고를 받았지만
채소 수프로 수명 연장

암 치료를 끝낸 한 70대 여성은 치료 결과는 성공적이었지만, 몸 상태가 좋지 않아 힘들어했다. 그래서 채소 수프를 먹기 시작했는데, 몸이 점차 회복되어 지금은 완전히 건강해졌다고 가족들이 안부를 전해왔다.

이런 사례도 있었다. 대장암에 걸린 60대 남성은 항암제를 써도 1년밖에 살지 못한다는 시한부 선고를 받았다. 하지만 그 환자는 희망의 끈을 놓지 않고 항암제 치료를 받으면서 시금치 등 녹황색 채소로 끓인 수프를 먹었다. 그 결과 혈액의 흐름이 눈에 띄게 좋아졌다는 사실을 알게 되었다. 그때부터 꾸준히 채소 수프를 먹기 시작했다. 그는 암과 공존하면서 여행과 취미 활동을 즐겼고, 10년 동안 평소와 다름없는 나날을 보낸 뒤 세상을 떠났다. 채소 수프 덕에 생활의 질을 유지하면서 평온하게 지낼 수 있었던 것이다.

암을 예방하고 치료하는
채소 수프의 효능 5가지

수십 년간 항암제와 암 예방법에 대한 연구를 통해 증명한
암에 대한 채소 수프의 효능은 다음과 같다.

1 항산화 작용으로 암을 예방한다

암은 정상세포의 유전자가 활성산소의 공격으로 손상되면서 발생한다. 항산화물질인 피토케미컬이 듬뿍 녹아든 채소 수프는 항산화 작용이 뛰어나 유전자의 손상을 막고 암을 예방한다.

2 활성산소를 제거하여 암을 억제한다

암은 갑자기 생기는 것이 아니다. 하나의 싹에서 악성 종양(암)이 되기까지는 세 단계를 거치며 서서히 진행된다. 이 모든 단계에 활성산소가 관여한다. 채소 수프의 항산화물질은 어느 단계에서든 활성산소를 제거하여 암을 억제한다(p. 59 참조).

3 발암물질을 해독한다

채소 수프에 풍부한 피토케미컬은 몸속에 있는 해독 효소의 작용을 활성화시켜 발암물질의 해독·배설 작용을 돕는다.
채소 수프에 들어 있는 식이섬유의 효과도 빼놓을 수 없다. 식이섬유는 장내 유익균과 유해균의 균형을 맞추어 대장을 건강하게 유지시킨다. 유익균은 음식의 소화·흡수를 촉진하고 변을

잘 보게 하여 대장암을 예방한다. 특히 유익균 중에는 발암물질의 해독 기능을 지닌 균도 있다.

4 면역력을 높인다

우리 신체는 질병으로부터 몸을 보호하는 면역 시스템을 갖추고 있다. 암을 막는 것도 면역의 기능이다. 면역의 60%는 장腸이 담당한다. 채소에 풍부한 식이섬유가 장내 환경을 정비하여 유익균이 활성화되면 장의 면역력이 높아진다.

5 암 치료의 부작용을 억제한다

항암제 등 화학요법과 방사선요법으로 암을 치료할 때 나타나는 부작용은 몸속에서 다량 발생하는 활성산소의 소행이다. 활성산소가 암세포 외의 정상세포까지 산화시켜 손상을 입히기 때문에 부작용이 나타나는 것이다. 따라서 암 치료를 받는 환자가 채소 수프를 섭취하면 활성산소가 제거되어 암 치료의 부작용을 줄일 수 있다.

부작용 없는 항암제 연구

질병의 고통보다 치료가 더 괴롭다

현재의 암 치료는 화학요법이든 방사선요법이든 어느 정도의 부작용이 발생한다. 화학요법이나 방사선요법이 체내에서 다량의 활성산소를 만들어 암세포를 살상하는 동시에 정상세포도 죽이기 때문이다.

그 결과 백혈구 감소, 구토, 메스꺼움, 식욕 부진, 탈모, 손발 저림, 설사, 발열, 감염증, 신부전, 간 기능 장애 등의 부작용이 생긴다. 환자 중에는 질병의 고통보다 치료가 더 괴롭다고 할 정도로 부작용 때문에 고통스러워하는 사람도 있다.

하지만 부작용을 겪으면서 화학요법이나 방사선요법으로 효과를 보는 환자도 많다. 의사는 환자가 생활의 질을 유지하며 치료받기를 원하지만, 결국 화학요법의 효과와 부작용을 저울에 올려놓고 비교하면서 표준 치료(수술, 화학요법, 방사선요법)를 진행할 수밖에 없는 것이 현실이다.

반면 치료 효과를 보지 못하는 환자가 있는 것도 사실이다. 그 원인은 항암제가 암에 도달하기 어렵다는 점에 있다. 암을 둘러싼 혈관은 대부분 혈전이 생겨 막혀 있다. 링거 등으로 항암제를 혈관에 주입해도 약제는 전신으로 퍼져버려 암에는 좀처럼 작용하지 않는다.

2000년 이후 암세포 특유의 유전자를 집중적으로 공격하는 분자표적치료제가 개발되었다. 이론상으로는 암을 집중적으로 공격해야 하는데, 치료 효과는 좋지 못하다. 혈액암 이외의 고형암은 암세포가 계속 변이한다. 따라서 표적이 되는 타깃을 정하지 못해 집중적으로 공격할 수 없기 때문이다.

암 조직에만 항암제 작용을 집중시키는 방법

나는 오랜 기간 항암제 연구에 매달려왔다. 가장 힘써 개발하려는 약은 정상세포를 손상시키지 않고 약제의 작용을 암 조직에만 집중시키는 항암제다.

내가 주목한 것은 정상 조직과 암 조직의 혈관 구조가 다르다는 점이다. 정상 조직의 혈관벽은 매우 치밀하기 때문에 크기가 큰 분자(고분자)는 혈관 안에서 혈관 바깥으로 빠져나갈 수 없다.

반면 암 조직의 혈관은 만듦새가 엉성해서 혈관벽이 커다란 구멍투성이다. 그러므로 고분자 항암제를 혈관으로 투여하면, 약제가 몸속을 돌다가 암 혈관의 큰 구멍을 통해 새어 나와 암 조직에만 모인다.

일반적으로 혈관을 빠져나온 물질은 림프관을 통해 신속하게 회수된다. 그러나 암 조직 주변에는 림프관이 덜 발달되어 있으므로, 혈관에서 새어 나온 약제가 회수되지 않고 암 조직에 오래 머무는 효과를 얻을 수 있다. 나는 이를 "EPR 효과'라고 이름 붙였다.

고분자 항암제는 암세포를 정밀하게 조준하여 작용하며, 정상적인 혈관벽에서는 새어 나오지 않는다. 따라서 정상세포를 손상시키지 않고 부작용도 거의 없다. 환자에게 고통을 주지 않고 암에만 작용하는 커다란 이점이 있는 것이다.

1993년, 나는 세계 최초로 고분자형 항암제 'SMANCS'를 개발하여 당초의 목표를 달성했다. 현재는 약제의 기능을 더 강화하고 치료 현장에서 쉽게 쓸 수 있도록 업그레이드한 고분자형 항암제 'P-THP'를 새롭게 개발하여 실용화를 목표로 하고 있다.

P-THP는 다음의 세 단계를 거쳐 암세포에 도달한다. 그림의 좌측은 혈관, 우측은 암세포다. 커다란 ●은 크기가 큰 분자(고분자 폴리머Polymer)이며, 선으로 연결된 작은 ○은 암을 공격하는 약제다.

- 제1단계 : EPR 효과에 의해 항암제가 암 조직에 모인다.
- 제2단계 : 암 조직의 주변은 산성도가 높아 고분자 폴리머와 약제를 연결한 끈이 끊어지면서 약제가 분리된다.
- 제3단계 : 분리된 약제가 암세포에 흡수된다.

약제에는 암세포의 에너지원인 포도당과 유사한 분자가 붙어 있다. 암세포는 약제를 포도당으로 착각하고 내부로 흡수함으로써 스스로 파괴된다.

항암제를 암 조직에 집중시켜 효과를 높이는 시스템을 'DDSDrug Delivery System'라고 한다. 앞으로도 부작용이 없는, 더욱 나은 항암제를 개발하여 빠른 시간 안에 실용화할 날이 오기를 간절히 바란다.

EPR 효과로 항암제 P-THP가 암세포에 도달하는 과정

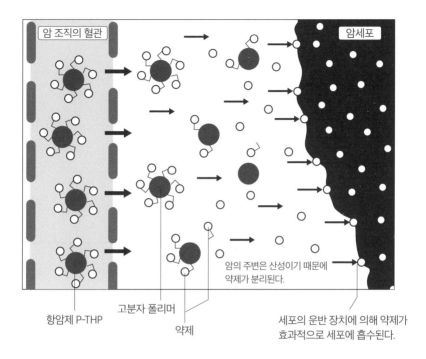

암 조직의 혈관

암세포

암의 주변은 산성이기 때문에 약제가 분리된다.

항암제 P-THP

고분자 폴리머

약제

세포의 운반 장치에 의해 약제가 효과적으로 세포에 흡수된다.

* EPR 효과 Enhanced Permeability and Retention Effect

고분자 약제가 선택적으로 암에 쉽게 도달하는 현상을 처음으로 발견하여 'EPR 효과'라고 이름 붙였다. 약제를 암세포에 정밀하게 조준하여 보냄으로써 항암제의 효과를 늘리고 부작용을 줄일 수 있다.

'비타민 C가 열에 약하다'는 오해

'채소를 끓여서 수프로 만들면 비타민 C가 파괴되지 않을까?'라고 생각하는 사람이 많다. 비타민 C가 파괴된다는 것은 어디까지나 비타민 C를 홑원소물질(한 가지 종류의 원소로 이루어진 물질)로 가열했을 때의 결과다. 비타민 C 용액을 증류수에 넣어 30분 정도 가열하면 비타민 C는 대부분 사라진다.

반면 채소를 가열하여 조리할 때는 비타민 C가 파괴되는 일이 거의 없다. 많은 채소나 감자류는 통째로 삶아도 비타민 C가 대부분 남아 있다. 그러므로 채소로 끓인 수프를 먹으면 비타민 C를 충분히 섭취할 수 있다.

녹차를 떠올리면 이해하기 쉽다. 녹차는 제조할 때 찻잎을 가열한다. 마실 때도 끓인 물에 우려낸다. 하지만 비타민 C를 풍부하게 함유하고 있다.

왜 가열해도 비타민 C가 사라지지 않는 걸까? 채소에 들어 있는 비타민 E나 피토케미컬 등 다른 항산화물질의 작용으로 비타민 C가 안정되어 분해되지 않기 때문이다. 비타민 C 역시 다른 항산화 성분의 산화를 억제하고 안정시킨다. 따라서 다양한 채소를 함께 끓이면 항산화물질의 종류가 많아지고, 각 성분끼리 협력하고 서로 보호하여 항산화력을 키운다.

채소를 수프로 만들면 대부분의 비타민 C와 피토케미컬이 국물에 녹아드는데, 건더기에도 항산화물질이 남아 있다. 우리가 실시한 실험에서는 국물뿐 아니라 건더기까지 다 먹어야 항산화 작용이 커진다는 결과가 나왔다.

노화와 질병의 원흉 '활성산소'를 없앤다

채소의 슈퍼 파워

암, 질병, 노화의 적
'활성산소'는 무엇인가?

세포와 유전자를 산화시키는

만병의 근원

활성산소는 대체 무엇인가. 활성산소는 우리 몸에 어떤 해로운 작용을 하는가.

화학적으로 말하면, 활성산소는 산소의 전자가 일부 결여되어 반응성이 높아진 산소 분자를 말한다. 반응성이 높다는 것은 다른 물질과 결합하기 쉬운 상태라는 뜻이다. 활성산소가 다른 물질과 결합하는 반응을 '산화'라고 한다. 즉, 활성산소는 다른 물질을 산화시키는 힘이 매우 강하다.

철이 녹스는 과정을 생각하면 한결 이해가 쉽다. 아무리 단단한 철이라도 공기에 계속 노출되면 산화하여 녹이 슬고 너덜너덜해진다. 이와 동일한 현상이 인간의 몸에도 적용된다. 철이 산화되어 완전히 녹슬듯이 인간의 세포도 산화되면 늙고 병에 걸리며 끝내는 죽음에 이른다.

인간은 어느 누구도 활성산소로부터 벗어날 수 없다. 호흡으로 들이마신 산소 중 2~3%는 몸속에서 활성산소로 바뀌기 때문이다.

활성산소는 양날의 칼이다. 외부에서 침입한 바이러스와 세균을 강력한 독성으로 격퇴하는 중요한 역할을 담당하지만, 필요 이상 증가하면 건강한 세포까지 산화시켜 노화와 질병을 초래한다.

예를 들어 혈중 LDL콜레스테롤(나쁜 콜레스테롤)이 산화되면, 혈관이 상처를 받아 동맥경화가 가속화되고 고혈압이나 심근경색, 뇌졸중도 발생한다. 췌장에 있는 베타세포가 산화되면, 혈액 내 포도당 흡수를 돕는 인슐린이 제대로 생성되지 못해 당뇨병에 걸린다.

활성산소의 표적은 세포를 감싸고 있는 세포막이다. 세포막의 지질이 산화되면 '과산화지질'이라는 맹독성 물질로 바뀐다. 과산화지질이 단백질과 만나 결합하면 노화 색소인 '리포푸신Lipofuscin'이 만들어지는데, 이것은 검버섯과 주름을 만들고, 뇌에 달라붙어 알츠하이머를 일으키기도 한다. 또한 과산화지질은 피부의 보습력과 방어 기능을 저하시켜 아토피성 피부염을 일으킨다.

암도 활성산소가 유전자를 손상시켜서 생기는 병이다. 즉 활성산소는 노화와 암, 심장병, 고혈압, 당뇨병 같은 성인병, 류머티즘, 알츠하이머 등 다양한 질환과 밀접한 관계가 있다.

암이 발생하는 단계 전반에
활성산소가 관여한다

　암 역시 활성산소가 원인이다. 우리 몸속에서는 낡은 세포를 파괴하고 새로운 세포로 바꾸는 신진대사가 일어난다. 새로 생긴 세포는 낡은 세포의 유전자 정보를 정확하게 복사해 이어받는다. 이때 정보가 정확히 복사되지 않으면 유전자가 이상을 일으켜 암세포가 생긴다.

　유전자 정보를 잘못 복사하게 되는 원인이 바로 활성산소다. 산화에 의해 세포막이 손상되면 세포 속에 있는 핵산(유전자의 재료)이 변이되거나 유전자가 파괴되어 정보가 제대로 복사되지 못하는 것이다.

　우리 몸속에서는 유전자에 이상이 있는 세포가 매일 5,000~6,000개 정도 생성된다. 그런데도 암에 걸리지 않는 이유는 면역 체계의 감시망이 작동하여 암의 싹을 제거하기 때문이다. 하지만 나이가 들어 면역력이 떨어지면, 암의 싹을 못 보고 지나쳐 암이 발생하게 된다. 그렇다 해도 단번에 암이 생기는 것은 아니다. 암은 다음의 세 단계를 거쳐 서서히 악성화한다.

- **제1단계** 유발

  담배나 배기가스 등의 발암물질, 자외선, 다량의 음주, 식품첨가물 같은 화학물질, 바이러스, 스트레스 등이 활성산소를 발생시켜 유전자에 이상을 일으키고, 유전자 정보를 잘못 복사하게 만든다. 암의 싹이 생기는 단계다.

- **제2단계** 촉진

  발암물질과 호르몬, 자외선, 담배 등 암을 촉진하는 물질이 작용하여 암의 싹인 세포가 분열·성장해간다. 활성산소도 강력한 암 촉진 물질이다. 정상세포는 수명이 있어 어느 시점이 되면 스스로 죽지만, 이 단계의 세포는 죽지 않고 계속 자란다.

- **제3단계** 증식

  면역 시스템의 감시에서 벗어난 암세포는 점점 증식한다. 활성산소는 암세포의 증식도 촉진한다.

채소 수프가 맹독성 활성산소를
제거하는 사실을 입증

암의 원흉인 활성산소에는 다양한 종류가 있다. 그중에서 독성이 가장 강한 활성산소가 '지질 라디칼'이다. 우리 몸속의 지질이 산화되면 과산화지질로 변하는데, 이 과산화지질이 철 등의 금속과 결합할 때 지질 라디칼이 발생한다.

지질 라디칼의 가장 큰 특징은 수명이 길다는 점이다. 다른 활성산소는 몸속에서 발생하면 금세 소멸한다. 하지만 지질 라디칼은 몇 시간이 지나도 존재하며 몸속을 빙글빙글 돌다가 세포막 안으로 파고 들어가 유전자를 파괴한다.

학계에서 지질 라디칼은 암의 촉진부터 증식 단계에 밀접한 관련이 있다고 여겨진다. 우리가 실시한 실험에서도 지질 라디칼이 대장암을 촉진하는 물질이라는 사실이 증명되었다.

하지만 희망은 있다. 이 흉악하기 그지없는 지질 라디칼을 채소 수프를 섭취해 제거하면 유전자의 손상을 억제할 뿐 아니라 세포가 암으로 변이되는 것도 막을 수 있다는 사실이 우리 팀의 실험 결과 밝혀졌다.

또한 채소 수프에는 놀랄 만한 항산화력도 있다. 따라서 수프를 매일 지속해서 섭취하면 암뿐 아니라 성인병과 노화를 예방할 수 있다. 많은 이들에게 채소 수프를 권하는 이유가 바로 여기에 있다.

활성산소를 제거하는
방법은 채소 섭취뿐

나이를 먹으면 활성산소를 제거하는
능력이 떨어진다

우리 몸에도 항산화물질을 만들어 활성산소를 제거하는 기능이 있다. 바로 '스캐빈저Scavenger' 기능이다. 구체적으로 설명하자면 체내에서 합성되는 슈퍼옥사이드 디스무타아제Superoxide Dismutase, 카탈라아제Catalase, 글루타티온 페록시다아제Glutathione Peroxidase 등의 효소가 활성산소를 제거하여 병을 예방한다. 이처럼 우리 몸은 여러 층의 방어 태세를 갖추고 있어 활성산소가 공격해도 좀처럼 타격을 입지 않는다.

문제는 나이가 들수록 스캐빈저 능력이 떨어져 활성산소에 완벽하게 대응하지 못한다는 것이다.

활성산소는 호흡으로 들이마신 산소 외에도 자외선, 방사선, 식품첨가물이나 농약 등의 화학합성물, 담배, 배기가스 등의 공해물질에서도 발생한다. 과격한 운동, 수면 부족 등 불규칙한 생활과 스트레스 때문에 생기기도 한다. 뿐만 아니라 감기와 같은 바이러스에 감염되면 환부에 활성산소가 수백 배나 증가한다는 사실이 우리 팀의 연구 결과 밝혀졌다.

이처럼 우리 주위에는 활성산소를 유발하는 요인이 넘쳐난다. 그래서 우리 몸이 지니고 있는 스캐빈저 기능만으로는 활성산소를 완전히 처리하지 못한다. 그러면 몸의 산화가 진행되어 노화와 질병을 피할 수 없게 된다.

활성산소의 발생 원인과 활성산소 관련 질환

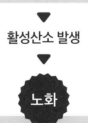

태양(자외선), 방사선, 화학물질, 담배, 알코올,
오염물질, 배기가스, 불규칙한 생활, 스트레스, 과격한 운동

▼

활성산소 발생

▼

노화

동맥경화, 심근경색, 고혈압, 당뇨병, 뇌졸중, 암, 아토피성 피부염,
류머티즘, 백내장, 폐렴, 폐기종, 파킨슨병, 알츠하이머, 기미, 주름, 흰머리

인간은 살아 있는 한
활성산소에서 벗어날 수 없다

우리는 지구에서 살아가는 한 활성산소에서 벗어날 수 없다. 게다가 몸 안의 활성산소 청소부인 스캐빈저 기능은 나이를 먹으면서 점점 떨어진다.

스캐빈저 기능에 의지할 수 없다면, 흉악한 활성산소를 제거하는 가장 좋은 방법은 무엇일까? 바로 채소와 과일을 먹는 것이다. 채소와 과일에는 활성산소를 직·간접적으로 제거하는 피토케미컬, 비타민, 미네랄 등이 풍부하게 함유되어 있다. 이 성분들을 섭취하면 노화와 암을 비롯한 다양한 성인병을 확실하게 예방할 수 있다.

세계의 많은 역학 조사(광범위한 지역 혹은 다수의 집단을 대상으로 병의 원인과 발생 상황을 통계적으로 밝히는 조사)와 연구에서도 이러한 사실이 입증되었다. 채소와 과일을 많이 먹는 사람은 암이나 성인병에 잘 걸리지 않으며 장수한다는 사실이 밝혀졌다.

채소에 많다!
활성산소 제거하는 '항산화물질'

채소에는 다양한 항산화물질이 함유되어 있다. 대표적인 성분인 피토케미컬, 비타민 A·C·E, 글루타티온에 대해 알아보자.

대표적인 항산화물질

피토케미컬
플라보노이드, 폴리페놀,
카로티노이드(리코펜, 루테인), 다당류 등

비타민류
A·C·E, 엽산 등

그 외
글루타티온 등

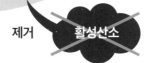

제거   활성산소

항산화물질 1

피토케미컬

채소와 과일의 색과 향,

떫은맛 성분이 항산화 작용을 한다

채소에 함유된 대표적인 항산화물질은 '피토케미컬'이다. 피토케미컬은 식물의 색과 향, 떫은맛, 매운맛 등을 나타내는 식물성 화학 성분으로, 일반적인 영양소와는 다른 작용을 한다. 종류는 1만 종 이상이며, 그중 90%는 채소와 과일 같은 식물성 식품에 함유되어 있다.

피토케미컬의 가장 중요한 기능은 산화를 막는 항산화 작용이다. 인간은 안타깝게도 스스로 피토케미컬을 만들어내지 못한다. 그러므로 세포와 유전자의 산화를 막으려면 식물을 통해 피토케미컬을 섭취하는 수

밖에 없다. 피토케미컬의 대표적인 종류에 대해 알아보자.

암 발생과 피토케미컬의 관계

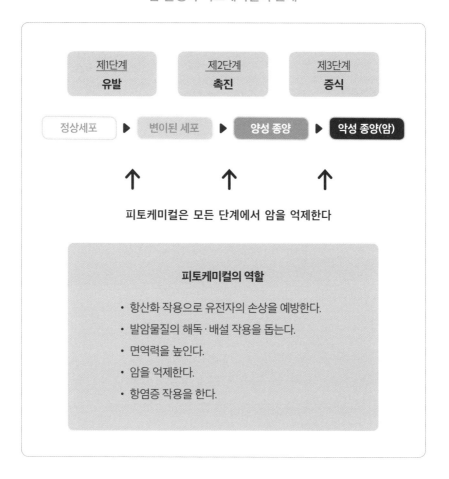

- **폴리페놀**Polyphenol

채소, 과일, 차, 적포도주에 광범위하게 함유되어 있다. 강력한 항산화 작용을 하는 노란 색소로, 피토케미컬 가운데 가장 종류가 많으며 4,000여 가지에 달한다. 양파에 풍부한 케르세틴Quercetin, 차에 들어 있는 카테킨, 블루베리와 적포도주에 가득한 안토시아닌Anthocyanin 등이 대표적이다.

- **카로티노이드**

카로틴Carotene의 일종으로 빨간색, 주황색, 노란색을 띠는 색소다. 당근, 단호박, 토마토, 쑥갓, 시금치, 브로콜리 등 녹황색 채소에 풍부하게 들어 있다. 항산화 작용이 뛰어나며, 암과 성인병을 억제하는 기능이 탁월하다. 손상된 피부를 개선하고 기미를 예방하며, 눈 건강에 좋다.

당근과 단호박에 많이 들어 있는 베타카로틴β-carotene은 체내에 들어오면 비타민 A로 바뀌어 면역력 향상은 물론 혈액순환도 원활하게 돕는다. 강력한 항산화 작용으로 암의 발생과 진행을 막는다.

토마토의 붉은 색소인 리코펜도 항산화 작용이 탁월하여 암을 예방한다. 시금치와 브로콜리에 많이 들어 있는 노란 색소인 루테인은 눈과 피부를 보호하는 항산화 작용을 한다.

- **황화합물**

파, 고추냉이 등에 들어 있는 매운맛과 냄새의 성분이다. 항산화·항균 기능이 뛰어나다. 그중 대표적인 황화합물은 마늘이다. 강력한 항산화 작용으로 암 예방에 탁월한 효과를 발휘하며, 혈액순환에 도움을 준다.

여러 항산화물질이
힘을 합쳐 효과를 높인다

피토케미컬은 암의 원인인 활성산소를 제거하고, 세포가 암으로 변이되는 것을 간접적으로 억제하는 등 다양한 기능을 한다.

브로콜리와 케일 등에 많은 설포라판Sulforaphane은 발암물질을 해독하는 효소를 활성화한다. 폴리페놀의 일종이며 토마토, 피망, 당근에 풍부한 파라쿠마르산P-coumaric acid과 클로로겐산Chlorogenic acid은 암을 촉진하는 호르몬이 작용하지 못하게 한다.

암은 증식할 때 새로운 혈관을 만들어 영양을 섭취한다. 플라보노이드의 일종이며, 콩에 함유되어 있는 이소플라본Isoflavone은 혈관의 증식을 막는 작용을 한다. 특히 전립선암의 증식을 억제한다.

채소와 과일에는 비타민 B군, 비타민 C, 비타민 E 등도 풍부하게 함유되어 있다. 피토케미컬이 이러한 다른 항산화물질과 서로 협력하면 항산화력은 한층 더 강해진다. 또한 채소에 많은 셀룰로스나 헤미셀룰로스Hemicellulose 같은 식이섬유는 장내 유익균을 증가시켜 발암물질을 만드는 유해균의 활동을 억제한다. 유익균은 변비를 없애고, 장내 백혈구를 활성화시켜 면역력을 높이며 대장암을 예방한다.

채소를 섭취하면 이런 다양한 성분의 힘이 복합적으로 작용하여 건강이 향상되고, 암을 비롯한 질병을 효과적으로 예방할 수 있다.

항산화물질 2
비타민 A · C · E

채소에는 강력한 '항산화 비타민'이 함유되어 있다. 몸속에서 비타민 A로 변하는 베타카로틴과 비타민 C, 비타민 E가 그 주인공이다. 이 비타민은 강력한 항산화 기능을 발휘하기 때문에 '항산화 비타민의 에이스ACE'라고 불린다.

단호박과 당근 등 녹황색 채소에 많이 들어 있는 베타카로틴은 장에서 흡수된 뒤 비타민 A로 바뀌어 세포막 안쪽에서 활성산소를 격퇴한다. 비타민 A는 시각 기능 유지, 피부·점막 강화, 성장 촉진, 생식 기능 유지 등에 작용하는 필수 비타민이다.

물에 녹는 성질이 있는 비타민 C는 혈액 속에 존재하는 다양한 활성산소를 제거한다. 비타민 C는 바이러스의 증식을 억제하는 인터페론Interferon의 생성을 촉진하여 면역력을 높인다. 또한 피부와 근육·뼈·혈관 세포를 잇는 콜라겐Collagen을 합성하고, 기미의 원인인 멜라닌Melanin의 합성을 억제하는 등 노화 방지와 질병 예방에 효과가 있다.

비타민 E는 세포막 표면에 대기하고 있다가 지질 라디칼을 중화시켜 세포막의 산화를 막는다. 비타민 E가 부족하면 세포막의 지질이 산화되어 맹독성 과산화지질이 발생한다. 그 결과 노화가 가속화되고 동맥경화도 진행된다.

비타민 E는 지질 라디칼을 제거할 때 스스로 활성산소가 되는데, 세포 바깥에 있는 비타민 C에 의해 중화되어 항산화력을 다시 회복한다. 비타민 E와 베타카로틴은 LDL콜레스테롤의 산화를 막고 동맥경화를 예방하여 혈관을 보호한다.

이 세 가지 비타민은 단독으로도 효과를 발휘하지만, 역할을 분담하거나 서로의 기능을 보조하면서 효과를 더욱 높인다. 채소를 먹으면 항산화 비타민을 골고루 섭취할 수 있다.

항산화물질 3
글루타티온

항산화 작용이 뛰어나

치료제로도 쓰인다

피토케미컬, 항산화 비타민과 더불어 중요한 물질이 바로 '글루타티온Glutathione'이다. 글루타티온은 맹독성 지질 라디칼을 제거하여 암과 염증을 예방한다. 항산화 작용이 매우 뛰어나 만성간염, 백내장, 구내염, 피부염, 동맥경화 등의 치료제로 활용된다.

글루타티온은 녹황색 채소 중 특히 파슬리, 시금치, 브로콜리의 꽃봉오리 부분에 100g당 12~16mg 정도로 많이 들어 있다. 뿐만 아니라 피망, 브로콜리 줄기, 콜리플라워, 감자에도 100g당 4~7mg이 함유되어 있다.

글루타티온은 해독 작용도 뛰어나다. 몸속으로 들어온 발암물질 등 유해물질과 결합하여 담즙이나 소변의 형태로 배설된다.

또한 몸속에서 작용하는 여러 항산화물질을 재활용할 때도 중요한 역할을 담당한다. 예를 들어 비타민 C는 활성산소를 제거하면 스스로 활성산소(비타민 C 라디칼)가 된다. 이때 글루타티온은 비타민 C 라디칼을 중화시켜 원래의 비타민 C로 되돌리고 항산화 능력을 부활시킨다.

이렇듯 대단한 항산화 능력을 지닌 글루타티온은 사실 우리 몸속에서도 만들어진다. 하지만 나이가 들수록 생산량이 줄어 혈중 글루타티온의 농도가 낮아진다. 그 결과 활성산소를 억제하지 못하고, 노화가 진행되며 병에 걸리게 된다.

이때 채소 수프의 도움이 필요하다. 글루타티온은 수용성이기 때문에 채소를 끓이면 수프에 녹아들어 효율적으로 섭취할 수 있다. 수프로 섭취한 글루타티온은 장에서 흡수된 뒤 혈액을 타고 전신을 돌면서 항산화 기능을 발휘한다.

인플루엔자 바이러스가 사라졌는데
쥐는 왜 죽었을까?

"인플루엔자에 감염된 쥐는 바이러스로 죽은 것이 아니다."

1989년 나는 이 사실을 세계 최초로 밝혀냈고, 과학 잡지 《사이언스》에 발표하여 큰 반향을 불러일으켰다.

독일의 세균학자 로베르트 코흐Robert Koch의 정의에 따르면, 병원체는 반드시 감염된 생물의 몸속에 있어야 한다. 나는 인플루엔자 바이러스에 감염된 쥐를 만들어 그 경과를 추적했다. 하지만 쥐가 죽을 때 몸속에는 바이러스가 전혀 없었다.

'바이러스가 없는데 쥐는 왜 죽은 걸까?'

조사 결과 슈퍼옥사이드Superoxide라는 활성산소가 폐에 대량으로 발생하여 폐렴을 일으켰다.

우리 몸은 바이러스 같은 외부의 적이 침입하면 온 힘을 다해 스스로를 지키려고 힘쓴다. 바이러스를 죽이기 위해 면역을 담당하는 백혈구가 활성산소를 끊임없이 만들어 바이러스를 향해 쏘아댄다. 쥐의 몸속에

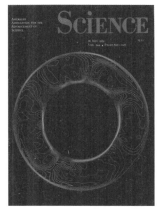

마에다 히로시 박사의 논문이 게재된 과학 잡지 《사이언스》. 바이러스가 숙주를 죽이는 것이 아니라, 활성산소가 사망의 원인이라는 사실을 세계 최초로 증명한 연구다.

서도 활성산소가 난사되었고, 결국 폐가 손상된 것이었다.

'바이러스는 단지 도화선이었고, 쥐의 증세를 악화시켜 죽게 만든 원인은 활성산소가 아닐까?'

나는 이 가설을 토대로 쥐에게 활성산소를 제거하는 물질을 주입했다. 결과는 예상대로였다. 인플루엔자 바이러스에 감염된 쥐의 95%가 생존했다. '바이러스에 감염된 상황에서 숙주를 죽이는 것은 바이러스가 아니라 활성산소'라는 사실을 증명할 수 있었다.

몸을 지키려는 면역 시스템이 과도한 반응을 하거나 활성산소의 파괴력이 늘어나면 다양한 염증성 질환이 발생한다. 간염, 위염, 아토피성 피부염 등이 그 대표적인 질환이라 할 수 있다.

비타민 단독 섭취와 채소를 먹는 것의 차이

1994년 5월 11일, 미국의 시사주간지 《뉴스위크》는 '암 예방에는 비타민보다 채소가 좋다'라는 특집호를 내고, 비타민과 식물에 들어 있는 피토케미컬의 유용성을 알려 많은 사람에게 충격을 주었다. 이 기사로 비타민을 단독으로 섭취하는 것보다 채소를 먹는 것이 암 예방에 도움이 된다는 상식이 널리 알려졌다.

채소 섭취의 중요성을 인식하게 된 배경에는 수많은 연구 결과가 있다. 우리 몸속에서 비타민 A로 바뀌는 베타카로틴과 비타민 C는 암 예방 효과가 높은 성분으로 주목을 받아왔다. 쥐를 이용한 실험에서는 베타카로틴이 자외선에 의한 피부암 예방에 유용하다는 사실이 증명되었다.

그러나 인간의 몸에서는 그렇지 않았다. 3만여 명의 남성 애연가를 대상으로 한 핀란드의 연구에서 예상외의 결과가 나왔다. 평균 섭취량의 2~3배인 베타카로틴을 단독으로 투여한 그룹이 폐암과 전립선암에 걸리는 비율이 높았다. 또 비타민 C를 단독으로 투여하면 발암을 촉진한다는 사실이 밝혀졌다. 다양한 연구 결과를 토대로 베타카로틴이나 비타민 C 등을 단독으로 섭취하는 것은 암 예방에 효과가 없을 뿐 아니라 암의 위험을 높인다는 사실을 알게 되었다.

반면 녹황색 채소와 과일을 많이 섭취한 사람은 이들 암에 걸리는 빈도가 낮다는 사실이 수많은 역학 자료로 증명되었다. 채소에는 활성산소를 제거하는 성분과 세포가 암으로 변이되는 것을 억제하는 성분이 함유되어 있기 때문이다.

만병이 낫고 노화가 방지되는 수프의 놀라운 기적

채소 수프로 병을 모르고 산다,
젊어진다!

성인병을 개선하고
노화를 방지한다

　　채소 수프는 암뿐만 아니라 활성산소와 관련된 질병에도
대단한 능력을 발휘한다. 고혈압, 당뇨병 같은 성인병은 물론 눈과 피부
질환을 개선하는 데도 도움을 준다. 채소 수프의 효능을 여기저기 알리
고 다니면, 직접 실천하고 있는 사람에게서 기쁜 소식을 들을 때가 있다.

　　83세인 어느 국립대학 의학부의 명예교수로부터 편지를 받았다.

　　"채소 수프를 먹은 뒤부터 백내장이 눈에 띄게 나아졌습니다. 운전면
허 갱신을 위한 시력검사도 거뜬히 합격했지요."

　　그 후에 또 편지를 받았다.

"아는 안과 의사에게 백내장이 나아졌다고 말했더니 믿지를 않더군요. 원래 백내장에 안 걸린 게 아니냐는 의심을 받았습니다. 그래서 대학병원 안과에서 백내장이라고 진단받은 확인서를 보여주었답니다"라는 내용이었다.

그는 루테인이 많은 진녹색 채소를 중심으로 수프를 만들어 먹었다고 한다. 피토케미컬인 루테인은 강력한 항산화 작용을 하여 활성산소로 인해 발생하는 백내장이나 노인성 황반변성(시야의 중심이 왜곡되어 보이는 질환) 등 눈과 관련된 질환을 개선하고 눈의 노화를 예방한다.

채소 수프로 아토피성 피부염을 개선한 사람도 있다. 아토피성 피부염은 활성산소 중에서도 매우 독한 지질 라디칼이 피부에 염증을 일으키는 질환이다. 이러한 피부 손상이 채소 수프에 들어 있는 피토케미컬과 비타민의 항산화 작용에 의해 개선되었다고 볼 수 있다.

고혈압, 당뇨병, 지방간, 대사증후군에도 탁월한 효과

전 하버드대학 의학부 준교수이자 아자부의원 원장인 내과 의사 다카하시 히로시 씨는 환자들에게 치료 보조제로 채소 수프를 권유해왔다. 그 결과 고혈압, 당뇨병, 지방간, 대사증후군, 아토피성 피부염, 암 등 다양한 질환에서 치료 성과를 올렸다.

그에 의하면 채소 수프를 꾸준히 섭취한 환자는 우선 변비가 없어지고, 쉽게 지치지 않으며, 감기에도 잘 걸리지 않는다고 한다. 또 통상적인 치료에 채소 수프를 더하면, 약 처방만으로 기대할 수 없는 치료 효과를 얻을 수 있다며 채소 수프의 놀라운 효능에 대해 칭찬을 아끼지 않았다.

노화와 골다공증 예방에도 역시 채소 수프

채소 수프를 섭취하면 노화를 방지할 수 있다. 토마토에 풍부한 리코펜과 루테인은 자외선으로 인해 생성된 활성산소를 제거하고, 기미와 주름을 예방하는 데 도움이 된다. 토마토와 진녹색 채소로 만든 수프를 듬뿍 섭취해 피부의 노화를 방지하자.

골다공증에 대한 효과도 빠뜨릴 수 없다. 골다공증은 뼈에서 칼슘이 빠져나가 골량이 감소하여 뼈가 쉽게 부러지는 병이다. 채소는 뼈를 튼튼하게 만드는 성분을 다량 함유하고 있다. 채소에 가득 들어 있는 비타민 C는 뼈의 탄력을 유지하는 콜라겐을 만들 때 필요하다. 시금치와 쑥갓에는 뼈를 강화하는 칼슘과 칼륨의 이용 효율을 높이는 비타민 K가 풍부하다. 쑥갓과 브로콜리에 많은 엽산은 뼈를 형성하는 데 관여한다.

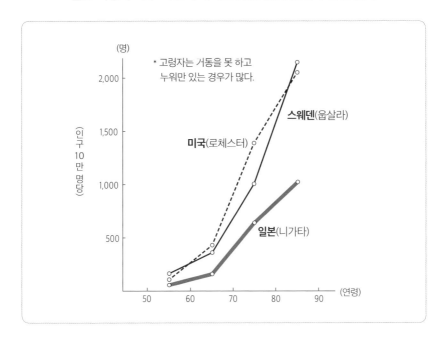

골다공증 예방을 위해 섭취해야 하는 식품에 우유나 요구르트 같은 유제품이 먼저 거론되지만, 위의 그래프를 보면 사정은 다르다. 그래프는 유제품에 의한 칼슘 섭취량이 많은 서구 여성과 그렇지 않은 일본 니가타 여성을 대상으로 대퇴골 골절로 입원한 비율을 비교한 것이다.

서구 여성은 우유를 자주 마시기 때문에 골절로 입원하는 비율이 낮을 것으로 생각하기 쉬우나, 실제로는 니가타 여성이 낮았다. 일본인 여성은 서구 여성보다 우유를 마시는 습관이 적지만, 채소와 생선을 섭취하여 뼈를 튼튼하게 유지한 것으로 보인다.

"

검버섯이 옅어졌다!
시력도 떨어지지 않는다

"

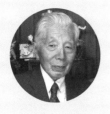

아이치현 암센터 명예총장
도미나가 스케타미

1937년 일본 효고현 출생이며, 1962년 오사카대학 의학부를 졸업했다. 미국 메릴랜드대학 의학부 준교수, 아이치현 암센터연구소 역학부장 등을 거쳐 2001년 아이치현 암센터 총장에 취임했다. 2007년부터 현재까지 명예총장직을 맡고 있다. 일본 역학 연구와 예방의학의 선도자로, 주로 순환기질환과 암의 역학 연구에 오랜 기간 매진해왔다. 일본 암학회 회장, 일본 암예방학회 이사장, 일본 역학학회 회장 등을 역임 중이다.

과학적 근거가 있는 채소 수프

'아니, 이거 흥미로운데!'

1995년 어느 날, 당시 아이치현 암센터 연구소장이던 나는 이 책의 저자이자 구마모토대학 의학부 교수(현 명예교수)인 마에다 히로시 선생으로부터 《채소는 암 예방에 효과가 있나》(절판)라는 책을 선물 받았다.

내 전문 분야는 역학이다. 역학이란 광범위한 지역 혹은 다수의 집단을 대상으로 조사를 하여 병의 원인과 발생 상황을 통계적으로 밝히는 학문으로, 가장 큰 목적은 '질병 예방'이다.

그런 만큼 책 제목에 있는 '암 예방'이라는 말에 끌렸다. 바로 읽기 시작했다. '채소를 끓여서 수프로 만들면 활성산소를 제거하는 항산화 작용이 강해진다. 그러므로 암이나 노화 예방에는 생채소보다 채소 수프가 효과적이다'라는 내용이었다.

활성산소는 우리가 살아가는 동안 몸속에서 발생하는 유해물로, 암을 비롯한 다양한 질환과 노화를 촉진하는 주원인이다. 그 활성산소로부터 몸을 지키는 방법으로 마에다 히로시 선생은 채소 수프를 권한 것이다. 게다가 주장을 뒷받침하는 과학적 근거가 제대로 실려 있었다.

나는 훌륭한 책임을 확신했다. 소모임, 강연회 등 여러 기회가 있을 때마다 그 책을 추천했다. 동시에 나도 채소 수프를 먹기 시작했다. 무엇이든 오래 지속해서 먹으려면 만들기 쉽고 맛있어야 한다. 궁리를 거듭하다가 '전골 요리' 형태로 채소 수프를 먹게 되었다.

나는 전골 요리를 정말 좋아하기 때문에 그때부터 지금까지 23년간 지속적으로 채소 수프를 먹고 있다. 식탁에 앉아 냄비에 배추, 무, 당근 등의 채소를 가득 넣고 끓여서 국물까지 떠먹으면, 그것이 다름 아닌 채소 수프다. 일주일에 5일 정도는 이런 식으로 전골 요리를 먹는다.

간장이나 된장으로 간을 하면 염분을 과다하게 섭취하게 되므로 간을 하지 않고 푹 끓여서 먹는다. 나도 아내도 평소에 되도록 염분을 피하려 하고 담백한 맛에 익숙하기 때문에 간을 하지 않아도 아주 맛있게 먹고 있다. 저녁 식사 때 전골 요리의 2/3 정도를 먹고, 남은 1/3은 다음 날 아침에 먹는다.

채소 수프로 백내장이 사라졌다?!

채소 수프를 먹던 중 2004년 채소 수프에 관한 솔깃한 정보를 들었다. 그해 후쿠오카에서 열린 일본 암학회 간담회에 참석했을 때였다. 우연히 같은 테이블에 앉은 규슈대학 명예교수인 구라쓰네 마사노리 선생이 "마에다 히로시 교수의 권유로 채소 수프를 먹고 있는데, 백내장이 나았다"라는 것이다.

나 역시 10년 전에 받은 건강검진에서 백내장이라는 진단을 받았었다.

하지만 일상생활에 큰 지장이 없어 그대로 방치하고 있었다. 보통 아무런 대책 없이 10년이 지나면, 백내장이 계속 진행되어 시야가 점점 희미해지기 마련이다. 하지만 나는 그런 기색조차 전혀 느끼지 못했다.

백내장이라는 진단을 받은 후 마에다 교수의 책을 읽고 전골 요리 형태로 채소 수프를 먹기 시작했으니 '구라쓰네 선생과 마찬가지로 내 백내장도 사라진 게 아닐까?'라는 생각이 들었다. 적어도 백내장이 더 진행되지 않은 것은 채소 수프 덕임은 분명했다. 그때부터 더욱 열심히 채소 수프를 먹게 되었다.

도미나가 스케타미 명예총장의 **채소 수프 만드는 법**

재료(800~900㎖ 기준)

- 채소는 무(잎 포함), 당근, 양파, 상추, 파,
  청경채 등을 사용한다. 그때그때 바뀐다.
- 전날 밤에 만든 맛국물 500㎖
  (물 대신 사용)
- 튀긴 두부 등을 추가해도 좋다.

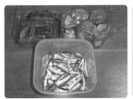

↑
맛국물

만드는 법

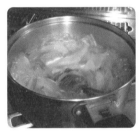 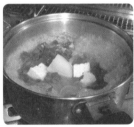 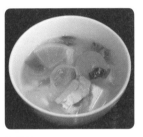

1 냄비에 손질한 채소와
맛국물을 넣고 팔팔 끓인다.
Tip_ 맛국물을 만들 때 넣었던
건더기도 함께 넣는다.

2 국물이 끓어오르면 약한
불에서 달인다는 느낌으로
10분 정도 끓인다.

3 완성.
Tip_ 싱거우면 간장을 아주
조금 넣는다.

먹는 법

저녁에 2/3 정도 먹고, 남은 1/3은 다음 날 아침에 된장국 대신 먹는다.

수프의 맛국물도 직접 만든다

우리 집에서는 물 대신 직접 만든 맛국물을 넣어 채소 수프를 만든다. 맛국물을 만드는 방법은 아주 쉽다.

- **맛국물 만드는 법**

  물 500㎖에 다시마 2장(5×5㎝ 크기), 말린 표고버섯 2개, 머리와 내장을 제거한 국물용 멸치 5~6마리를 넣고 하루 정도 담가둔다.

채소 수프에 넣는 재료는 그때그때 다르지만, 보통 5~6가지 종류의 채소를 듬뿍 넣는다. 튀긴 두부 등을 추가할 때도 있다. 10분 정도 끓이는데, 이때 포인트는 끓인다기보다 달인다는 느낌으로 채소를 익힌다.

소금, 간장, 된장 등의 조미료는 넣지 않는다. 다시마 자체에 염분이 있고, 채소의 감칠맛이 가득 배어 나와 맛있게 먹을 수 있다. 하지만 싱겁다고 느끼는 사람은 간장을 아주 조금 넣어도 좋다.

염분 과다 섭취를 피하기 위해 우리 집에는 예전부터 된장이 아예 없다. 아침에 된장국을 먹는 습관도 없다. 우리는 된장국 대신 채소 수프를 마신다.

채소 수프를 먹기 시작하고 얼마 지나지 않아 아내가 내 얼굴을 찬찬히 보더니 이렇게 말했다.

"당신, 기미가 옅어졌네."

나는 현재 82세로, 10여 년 전부터 '노인성 반점'이라고 부르는 기미가 늘었다. 그런데 채소 수프를 먹으면서 기미가 상당히 옅어진 것이다. 거울을 보면 기미가 옅어진 것을 확실히 느낀다. 남자라도 기미가 옅어지면 역시 기쁜 법이다.

백내장 증상도 여전히 없고, 시야는 맑음 그 자체다. 그뿐 아니라 노안도 진행되지 않아서 맨눈으로 불편함 없이 신문을 읽을 수 있다. 치아도 뽑은 이 없이 영구치 그대로다. 함께 채소 수프를 먹고 있는 한 살 아래인 아내도 마찬가지다. 백내장도 노안도 없고, 사랑니 이외의 치아도 전부 남아 있다. 매년 건강검진을 받을 때마다 의사는 "이 나이에 놀랄 정도로 이상이 없네요"라는 말을 한다.

나는 의료기관과는 인연이 없다. 아내는 성인병이 약간 있어 가끔 병원에 다니지만, 연령에 비해서는 건강한 편이다. 채소 수프 덕이 크다고 생각한다. 물론 건강을 유지하려면 식이요법만으로는 부족하다. 우리 부부는 하루에 8천 보를 목표로 걷고 태극권도 하고 있다.

'좋은 약은 입에 쓰다'라고 하지만, 채소 수프는 맛이 없으면 계속 먹을 수 없다. 한두 번 맛있는 게 아니라 매일 맛있게 먹을 수 있느냐가 중요하다. 푹 끓인 채소 수프는 간단하지만, 정말 맛있어서 꾸준히 계속 먹을 수 있다.

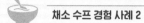

치료 가능성 30%인
암을 극복했다

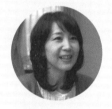

에세이스트
기시모토 요코

1961년 일본 가나가와현 출생으로, 도쿄대학 교양학부를 졸업했다. 다니던 회사를 퇴사하고 중국 유학을 다녀온 후 집필 활동을 시작했다. 음식이나 라이프 스타일을 제안하는 생활 에세이와 여행을 주제로 한 에세이를 다수 발표하여 여성 독자의 지지를 받고 있다. 저서로는 《테이블 위에 아무것도 없는 날》, 《기분 좋은 라이프 스타일 북》, 《생명의 보양식》 등이 있다.

매일의 식사가 약 이상으로 유익하다

15년 전부터 우리 집 냉장고에는 항상 채소 수프가 있다. 그 계기는 마흔 살에 걸린 충수암이다. 충수는 대장의 일부이며, 맹장 끝에 있는 작은 부분이다.

사례가 드문 암으로 5년 생존율 통계는 없지만, 수술을 집도한 의사로부터 수술로 나을 가능성은 약 30%라는 말을 들었다. 수술 후 항암제 치료가 치유 가능성을 높이는지 여부도 의사에 따라 의견이 나뉜다고 했다.

그래서 여러 방법을 모색한 끝에 한방 치료를 받기 시작했다. 한의사는 매일매일의 식사가 약 이상으로 유익하다며 식사의 중요성을 강조했다. 그 말에 동감한 나는 식이요법을 시작했다. 그중에서 큰 비중을 차지한 것이 바로 '채소 수프'다.

한의사가 지도하는 식이요법에 따라 육류와 대어大魚, 첨가물이 들어간 조미료는 지금도 먹지 않는다. 채소, 해조류, 버섯, 전갱이 같은 소어小魚를 천일염 등 천연 조미료나 전통 방식으로 제조한 조미료로 간을 해서 먹는다.

처음에는 쉽지 않았지만, 점점 익숙해지자 다양한 방법으로 만드는 것이 즐거워졌다. 동시에 재료가 가진 본연의 맛이 정말 맛있게 느껴졌다. 그 맛을 가장 잘 느낄 수 있는 음식이 매일 먹는, 건더기가 듬뿍 든 채소 수프다.

과정이 쉽고 편해 만드는 게 습관이 된다

식이요법을 시작할 때부터 스스로 허락한 원칙이 있다. 중간에 그만두지 않고 지속하기 위해 손이 덜 가도록 '미리 만들어두기'로 하자는 것. 채소 수프도 다음과 같은 방법으로 미리 만들어두었다.

반드시 넣는 재료는 양파와 당근. 여기에 양배추나 배추를 넣는다. 여름에는 단호박, 겨울에는 무를 추가한다. 만드는 방법은 매우 간단하다. 각 재료를 적당한 크기로 잘라 냄비에 넣고, 재료가 잠길 정도로 물을 부은 뒤 푹 끓이기만 하면 된다. 큼지막한 냄비에 가득 만들어 냉장고에 보관한다. 그러면 4일 정도 먹을 수 있다.

수프를 만들 때 간은 하지 않는다. 먹을 때마다 냉장고에서 조금씩 꺼내 데운 뒤 천연 조미료나 식재료를 추가하면 질리지 않고 맛있게 먹을 수 있다. 양파를 비롯한 뿌리채소는 푹 끓일수록 깊은 맛이 나기 때문에 그대로 먹어도 충분히 맛있다.

특히 아침에 일어나 채소 수프를 먹으면 은은한 맛이 몸에 싹 퍼진다. 밤에 출출한데 뭔가 먹기 애매할 때도 채소 수프를 먹으면 좋다. 배를 적당히 채우고 몸도 따뜻하게 데운 후 잠자리에 들면 속도 한결 편하다.

이렇게 채소 수프를 미리 만들어두면 시간을 들이지 않아도 식탁이 풍성해진다. 병을 치료하기 위해 먹기 시작했지만, 우선 맛있고 만들기도 쉽고 편해 자연스레 습관이 되었다.

재료(800~900㎖ 기준)

- 주재료는 양파와 당근. 그 외에 양배추나 배추를 넣는다.
- 여름에는 단호박, 겨울에는 무 등을 추가한다.

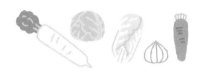

만드는 법

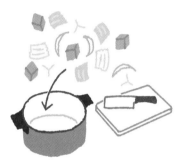

1 준비한 채소를 적당한 크기로 자른 뒤 큼지막한 냄비에 넣는다.

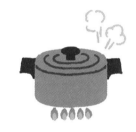

2 재료가 잠길 정도로 물을 넣고 푹 끓인다.

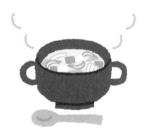

3 완성. 간은 하지 않는다.

냉장고에 보관

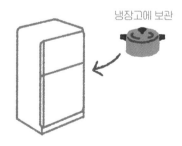

4 냄비째 냉장 보관하고, 4일 정도 먹는다.

피부가 투명해지고 혈액순환이 원활해진다

채소 수프를 먹기 시작한 지 3개월 정도 지났을 무렵, 함께 일하는 메이크업 담당자가 '피부가 투명해진 것 같다'며 칭찬을 했다. 그녀의 말로는 피부 바로 아래에 있는 혈액이 매끄럽게 흐르면 피부가 투명해진다고 한다. 아무래도 채소 수프를 꾸준히 매일 먹은 덕에 혈류가 개선된 듯했다.

채소 수프를 먹은 지 3년쯤 됐을 때 취재차 혈액검사를 받았는데, 혈류가 개선되었다는 사실이 더 확실하게 증명되었다. 검사를 진행한 의사가 놀랄 정도로 혈류검사 결과가 뛰어났던 것이다. 그는 '절대로 동맥경화에 걸리지 않을 것'이라고 보증해주었다.

충수암 수술을 받은 지 15년이 지났지만, 채소 수프 덕분에 재발도 없고 컨디션도 매우 양호하다.

내 몸이 원하는 채소 수프,
효능을 바라지 말고 맛있게 먹는다

나는 채소 수프를 비롯한 식이요법에 임하면서 '이걸 먹으면 암이 재발하지 않을 거야'라는 생각을 하지 않는다. 그렇게 믿어버리면 바라지 않은 결과가 닥쳤을 때, '이제껏 고생하며 했는데 기대와 다르잖아'라고 실망하게 된다. 그런 상황에 처하면 괴롭다. 그래서 '효능을 바라지 말고 식사 자체를 맛있게, 즐겁게 하자'라는 마음으로 식이요법을 하고 있다.

이런 마음가짐에 가장 호응을 해준 음식이 바로 채소 수프다. 지금은 내 몸이 채소 수프를 원하고 있다고 느낀다.

채소 섭취가 부족하지만 좀처럼 양껏 먹지 못하는 사람, 채소 수프를 먹고는 싶지만 만들기 귀찮다고 느끼는 사람에게 '미리 만들어두는 채소 수프'는 안성맞춤이다.

베이컨 같은 육류를 넣고 싶을지도 모르지만, 단순하게 채소만으로 만든 수프를 권한다. 처음에는 뭔가 부족한 것 같지만, 계속 먹다 보면 채소에 숨겨진 깊은 맛을 느낄 수 있을 것이다.

맛있어서 계속 먹는다!
매일 실천한다

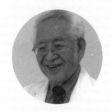

구마모토대학 명예교수
마에다 히로시

1938년 일본 효고현 출생으로 현재 구마모토대학 명예교
수, 오사카대학원 의학계 초빙교수, 도호쿠대학 특임교수,
바이오다이나믹스연구소 이사장을 겸임하고 있다. 일본
암예방학회 회장, 일본 세균학회 회장, 일본 DDS학회 회장,
국제NO학회 회장으로도 활동 중이다. 항암제 연구로 노벨
화학상 후보에 오른 세계적 권위자로, 수십 년간 끊임없이
항암제와 암 예방법을 연구해왔다.

아침은 건더기 없는
걸쭉한 채소 수프로 시작한다

나는 채소 수프로 아침 식사를 한다. 250~300㎖ 정도의 따뜻한 수프를 큰 머그잔에 담아 마신 뒤 커피, 오트밀, 팬케이크, 요구르트 등을 먹는다.

오랫동안 이런 방식으로 먹어서 해외 출장을 가면 채소 섭취가 부족하다고 절감한다. 유럽은 삶은 채소가 많아 그나마 괜찮지만, 미국의 레스토랑에서 나오는 채소는 샐러드뿐이다. 샐러드는 많이 먹는 데 한계가 있어 결과적으로 채소 섭취가 부족해진다.

우리 집에서는 아내가 수프를 만든다. 일주일에 두 번, 3~4일 정도 먹을 양을 한꺼번에 만들어 식힌 다음 한 번 먹을 양만큼 나누어 냉장고에 보관한다.

아내가 여행을 가거나 조리할 시간이 없을 때는 몇 끼 분량을 미리 만들어 냉동실에 얼려 놓는다. 덕분에 집에서 수프가 떨어질 일이 없다.

냉동실에 오래 보관할 때는 채소 수프 300㎖에 시판용 아스코르브산 Ascorbic acid(합성 비타민 C)을 귀이개 1술 정도 첨가한다. 비타민 C는 항산화 작용과 살균 작용을 하므로 항산화제인 동시에 방부제 역할을 한다. 따라서 첨가해도 수프의 맛은 변하지 않는다.

채소 수프를 만들 때는 큼지막한 냄비를 사용한다. 채소의 세 배 정도

재료(800~900㎖ 기준)

• 양배추(바깥쪽의 진녹색 잎), 단호박, 당근, 양파, 셀러리, 브로콜리 줄기를 사용한다.
• 그 밖에 무, 시금치, 토마토, 감자, 고구마, 우엉, 연근 등 제철 채소를 추가한다.

만드는 법

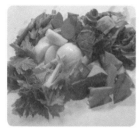 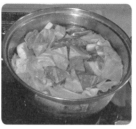 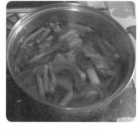

1 준비한 채소를 적당한 크기로 자른다.

2 냄비에 손질한 채소를 넣고 재료가 잠길 정도로 물을 넣는다.

3 30~60분간 끓인다.
Tip_ 건더기 없는 걸쭉한 수프로 만들기 위해 오래 끓이는데, 그렇지 않을 경우에는 20~30분만 끓여도 된다.

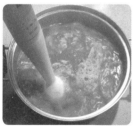 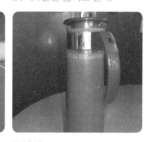

4 채소가 부드러워질 정도로 익으면 핸드블랜더로 갈아 건더기 없는 걸쭉한 수프로 만든다.

5 완성.

먹는 법

큰 머그잔의 3/4컵 정도 수프를 담아 아침 식사와 함께 먹는다.

되는 물을 넣어 푹 끓인 뒤 채소가 식으면 냄비에 핸드블랜더를 넣고 갈아서 건더기 없는 걸쭉한 수프로 만든다. 건더기가 많은 수프는 아침에 먹기 버거울 수 있는데, 걸쭉한 수프로 만들면 음료수처럼 가볍게 마실 수 있다.

맛있게 먹을수록 행복하다

염분을 피하기 위해 수프에 간을 하지 않는다. 단, 밍밍하게 먹으면 질릴 수 있기 때문에 때로는 숨은 맛으로 천일염, 된장, 간장 등을 조금 추가한다.

채소는 가능하면 제철에 수확한 것을 고른다. 수프를 만들 때 채소는 5~6종류를 사용한다. 채소의 종류가 많을수록 다양한 항산화물질을 섭취할 수 있기 때문이다. 계절에 따라 다르긴 하지만 양파, 당근, 양배추, 단호박은 주재료다. 양파 이외에는 껍질째 넣고, 단호박도 씨만 제거하고 나머지 속은 다 사용한다. 자투리 채소도 전부 냄비에 넣는다.

항산화력을 더 높이기 위해 당근이나 무의 잎, 셀러리 잎, 파슬리 등 진녹색 이파리도 몇 가지 추가한다. 봄에는 푸릇푸릇한 미나리를 수프에 넣어도 좋다. 토마토가 많이 출하되는 시기에는 재료의 절반 이상이 토마토인 수프를 만들기도 한다. 제철이 아니면 느낄 수 없는 맛이다.

루테인이 많이 들어 있는 시금치를 가득 넣은 그린 수프, 우엉과 감자, 고구마 등 뿌리채소를 듬뿍 넣은 수프도 자주 식탁에 오른다. 재료에 변화를 주면 질리지 않고 매일 채소 수프를 즐길 수 있다.

즐겁고 맛있게 먹어야 제대로 된 식사라고 할 수 있다. '병에 안 걸리기 위해 먹는다'라는 생각으로는 오래 지속하지 못한다. 채소의 숨은 맛을 즐길 수 있고, 누구나 쉽게 만들 수 있다는 점이 채소 수프를 오래 섭취할 수 있는 비결이다.

상황별 만능 채소 수프 처방전

채소 수프로 몸을 해독하라!

처방전 1
기름진 음식이나 고기 요리를 먹을 때

볶음 요리, 튀김 등 기름진 음식이나 고기 요리를 먹을 때 채소 수프를 함께 먹으면 항산화력을 높일 수 있다.

지방이 산화하여 생긴 과산화지질이 소, 돼지 등 붉은 육류에 함유된 '헴 철Heme Iron'이라는 철분과 접촉하면 맹독성 지질 라디칼이 발생한다. 지질 라디칼은 암을 비롯한 여러 질환의 원인이다.

고지방식과 붉은 육류를 많이 먹는 사람이 대장암에 잘 걸린다는 사실은 수많은 역학 조사에서 밝혀졌다. 대장암은 변이 쌓이는 S자상 결장을 중심으로 생긴다. 기름진 음식이나 고기 요리 등 고지방식을 먹으면 대변 속에서 지질 라디칼이 발생하며, 이는 대장암을 촉진하는 물질이 된다.

대장암뿐만이 아니다. 지질 라디칼은 세포막에 쉽게 침투하기 때문에 세포 내 유전자의 DNA나 유전자를 만드는 효소를 손상시켜 돌연변이와 암을 일으킨다. 앞서 말했듯 지질 라디칼은 암이 성장하는 세 단계(발암 유발 → 촉진 → 증식)에 모두 관여하며, 특히 암의 촉진과 증식을 유도한다.

기름진 음식과 고기 요리를 먹으면 혈중 LDL콜레스테롤이 증가하는 것도 문제다. LDL콜레스테롤이 활성산소에 의해 산화되어 산화 LDL콜레스테롤이 되면, 백혈구의 일종인 대식세포Macrophage가 이를 이물질로 간주해 잡아먹는다. 그 과정에서 플라크Plaque라는 물질이 생기는데, 이것이 문제가 된다. 플라크가 혈관 내부에 달라붙어 혈관벽이 두꺼워지고 딱딱해지면 생기는 질환이 바로 동맥경화다.

그렇다고 해서 기름진 음식과 고기 요리를 절대 먹지 말라는 것은 아니다. 식사를 지나치게 제한하면 오히려 스트레스가 된다. 무엇이든 균형이 중요하다. 먹는 빈도를 줄이면 된다. 항산화물질이 듬뿍 들어 있는 채소 수프를 함께 먹는 것도 아주 좋은 방법이다. 식사할 때 채소 수프부터 먹으면 혈당치가 급상승하는 현상도 막을 수 있다.

처방전 2
약 먹을 때

우리가 일상적으로 먹는 약도 활성산소를 발생시킨다. 약은 화학물질로 만들기 때문에 우리 몸에는 독성물질이다. 약을 먹으면 간장에서 해독한 뒤 배출하는데, 이 대사 과정에서 활성산소가 발생한다.

면역의 핵심인 백혈구는 약을 이물질로 간주하고 활성산소를 만들어 공격한다. 이때 활성산소에 의해 위 점막이 손상되어 위염이 생긴다. 두통이나 허리 통증으로 진통제를 먹었을 때 속이 쓰린 것도 활성산소가 원인이다.

이때 필요한 것이 항산화 기능을 하는 채소 수프다. 약을 먹을 때 채소 수프를 함께 먹으면 활성산소의 해로움을 줄일 수 있다. 단, 약효가 떨어질 가능성도 있으므로 약을 먹은 후에 채소 수프를 먹는 것이 좋다.

처방전 3
감염증이나 염증 악화를 막고 싶을 때

우리 몸에 바이러스나 세균이 침입하여 독감, 간염, 위염 같은 감염증이 일어나면 면역 시스템의 주역인 백혈구가 활성산소를 만들어 대항한다. 하지만 활성산소는 건강한 세포도 공격하기 때문에 온몸 곳곳에서 염증이 일어난다.

면역 시스템이 정상적으로 기능하면 바이러스나 세균을 물리친 뒤에는 활성산소가 잦아들면서 염증도 낫는다. 하지만 면역 시스템이 과도하게 작동하여 제동이 걸리지 않으면 활성산소가 계속 방출되어 염증이 만성화된다. 그 결과 만성간염이 간암으로, 만성위염이나 위궤양이 위암으로 발전하게 된다. 따라서 이때도 채소 수프를 기억하자. 채소 수프는 활성산소를 제거하여 염증을 억제한다.

처방전 4
격렬한 운동을 할 때

　　　　편하게 숨을 쉬며 하는 유산소 운동은 활성산소에 대한 저항력을 높인다. 반면 숨이 가쁠 정도로 강도 높은 운동을 하면 다량의 산소를 들이마시게 되어 체내에서 발생하는 활성산소의 양이 늘어난다.

　달리기 등의 운동을 할 때는 착지하는 충격으로 인해 적혈구가 찌그러지고 적혈구 성분인 '헤모글로빈Hemoglobin'이 깨져 온몸으로 흩어진다. 헤모글로빈은 헴 철과 단백질로 구성되어 있는데, 헴 철이 산소와 결합하면 활성산소를 증가시킨다.

　이처럼 운동을 하면서 의도치 않게 발생하는 활성산소의 피해를 막으려면 채소 수프를 꾸준히 섭취해 체내에 항산화물질을 축적해놓아야 한다.

기름은 정제하지 않은 것을 쓰자

조리할 때는 무색의 투명한 기름이 아니라 황금색이나 다갈색, 암녹색 등 색이 있는 기름을 사용하자.

기름이 지닌 색은 원료인 올리브나 유채 씨에 들어 있는 플라보노이드, 카로티노이드, 폴리페놀 등의 항산화물질에서 비롯된 것이다. 색이 있는 기름은 항산화 작용을 하여 지질 라디칼 등 활성산소의 발생을 막는다.

반면 식용유와 같이 무색의 투명한 기름은 제조 과정에서 항산화물질이 걸러지기 때문에 가열하면 주변에 있는 산소에 의해 쉽게 산화된다. 산화된 기름을 섭취하여 몸속에 지질 라디칼이 발생하면 암에 걸리기 쉽다. 그러므로 조리할 때는 색이 있는 기름을 사용하는 것이 질병 예방에 도움이 된다.

올리브유을 고를 때는 진녹색을 띠는 엑스트라 버진 오일이 좋다. 강한 항산화력을 갖고 있다. 볶아서 압착한 유채유도 추천한다.

시중에서 판매하는 식용유 중에는 토마토, 당근, 시금치 등 건조된 채소 파우더를 첨가하여 항산화물질을 더한 상품도 있다.

철분의 과잉 섭취는 피하자!

흔히 빈혈 예방에 좋다는 생각에 철분을 지나치게 섭취하는 사람들이 있다. 이러한 인식은 바뀌어야 한다. 몸속에 철분이 지나치게 많아지면 과산화지질과 반응하여 암의 원인인 지질 라디칼이 발생한다.

미국에서 3,278명을 대상으로 실시한 조사에서는 혈중 철분 수치와 LDL콜레스테롤 농도가 높을수록 암에 의한 사망이 많은 것으로 나타났다. 그래서 미국과 캐나다에서는 철분의 과잉 섭취를 억제하기 위해 '철분 감량 크래커' 등의 가공식품을 판매하고 있다.

매달 생리를 하기 때문에 철분이 몸 밖으로 빠져나가는 여성은 적당량의 철분을 보충해야 한다. 그러나 성인 남성이나 폐경인 여성은 체내에 철분이 쌓이기 쉬우므로 불필요한 철분을 줄이는 것이 중요하다.

철분이 많은 간이나 붉은 육류, 생선의 검붉은 부분은 되도록 섭취를 자제하고, 철분을 챙겨 먹을 때는 채소 수프도 함께 섭취한다. 그래야 활성산소를 제거할 수 있다. 또한 차와 커피는 불필요한 철을 배출시키므로 식사를 하면서 마시면 철분을 줄이는 효과를 얻을 수 있다.

항산화력을 200% 끌어올린다

수프 효과 높이는 채소 활용법

노지에서 기른
제철 채소를 고른다

채소에 들어 있는 유효성분은 계절이나 재배 방법, 보존 상태에 따라 크게 달라진다.

제철에 수확한 채소에 유효성분이 많다

우리가 실시한 연구에서는 하우스에서 재배한 채소보다 노지露地에서 자외선을 듬뿍 받고 자란 채소에 항산화물질이 많다는 사실이 밝혀졌다. 뿐만 아니라 제철에 수확한 채소는 맛도 좋고 유효성분도 더욱 풍부하게 함유하고 있다.

채소를 고를 때는 되도록 하우스에서 재배한 것은 피하고, 노지에서 제철에 수확한 것을 선택하자.

신선할 때 조리한다

채소의 유효성분은 시간이 지나면 사라진다. 예를 들어 시금치에 함유된 비타민 C는 5℃에서 냉장 보관할 경우 일주일에 약 50%, 상온에서는 이틀에 약 70%나 소실된다. 냉동 보관을 해도 비타민 C는 생채소일 때보다 빨리 감소한다. 채소를 구입하면 반드시 신선할 때 조리한다.

진녹색을 띠는 채소일수록
항산화력이 강하다

채소 수프를 만들 때는 진녹색을 띠는 이파리를 같이 넣는 것이 좋다.

우리가 실시한 실험에서 활성산소의 일종인 지질 라디칼에 진녹색 채소를 넣어 끓인 물을 첨가하자 순식간에 활성산소가 제거되어 DNA 손상이 억제되는 것을 확인할 수 있었다. 그뿐 아니라 세포가 암으로 변이되는 것도 막는다는 사실이 증명되었다.

시금치, 브로콜리, 피망, 쑥갓, 모로헤이야Moroheiya(이집트가 주산지인 녹황색 채소. '왕가의 채소'라는 뜻으로, 클레오파트라가 즐겨 먹은 채소로 유명하다), 차조기 등 진녹색을 띠는 채소에는 활성산소를 제거하는 항산화물질이 풍부하게 함유되어 있다.

특히 시금치에 풍부한 루테인은 당근의 베타카로틴, 토마토의 리코펜보다 항산화 작용이 몇 배나 강하다고 알려져 있다. 루테인은 암을 예방하고, 노인성 황반변성이나 백내장 같은 눈의 노화를 막기 위해 반드시 섭취해야 할 성분이다.

진녹색 채소에는 '항산화 비타민'이라 불리는 비타민 C와 비타민 E도 많아 혈관과 피부의 노화 예방에 도움이 된다.

양배추는 겉잎의 항산화력이
훨씬 강력하다

　　　　　양배추, 배추, 양상추, 방울양배추처럼 둥근 잎으로 여러 겹 쌓여 공처럼 생긴 채소를 '결구 채소'라고 한다. 이런 채소는 안쪽의 하얀 잎보다 바깥쪽의 진녹색을 띠는 잎이 활성산소를 제거하는 능력이 훨씬 강하다.

　양배추의 가장 바깥쪽 겉잎은 안쪽의 하얀 잎보다 활성산소를 제거하는 능력이 10~50배나 강하다는 사실이 실험으로 증명되었다. 태양빛에 계속 노출된 겉잎은 자외선으로 발생하는 활성산소에 대항하기 위해 항산화물질을 가득 마련하여 스스로를 지키기 때문이다. 혹 농약이 걱정된다면 가장 바깥쪽 겉잎만 떼어내거나 물로 깨끗이 씻어 먹자. 겉잎을 사용할 경우 안쪽에 비해 딱딱하므로 제대로 푹 익혀서 먹는다.

뿌리채소의
이파리도 사용한다

뿌리채소 중에서 우엉, 연근, 토란, 고구마, 감자 같은 종류는 자른 뒤 방치하면 갈색으로 변색한다. 이렇게 변색하는 뿌리채소가 활성산소를 제거하는 기능이 뛰어나다는 사실이 연구 결과 밝혀졌다.

뿌리채소에는 식이섬유도 유달리 많다. 식이섬유는 장의 연동 운동을 촉진하고 변의 양을 늘려 변비를 막는다.

활성산소를 제거하는 기능은 태양광을 많이 받을수록 강해진다. 그래서 무, 순무, 당근 등의 잎은 뿌리보다 항산화 작용이 뛰어나다. 당근 잎이나 무 잎의 항산화력은 뿌리보다 50~100배나 강하다. 그러므로 채소 수프를 만들 때는 당근이나 무, 순무의 이파리 부분도 버리지 말고 최대한 사용한다.

토마토는 리코펜을
섭취할 수 있는 보물창고

　　　　빨간색, 주황색, 노란색 등 색이 짙은 채소에는 '카로티노이드'라는 색소가 들어 있다. 600여 종 이상인 카로티노이드 중 토마토에 함유된 붉은 색소인 리코펜은 뛰어난 항산화력을 발휘한다.

리코펜에 대한 다양한 연구가 진행되면서 리코펜이 암을 막고 염증 억제 작용을 한다는 사실이 증명되었다. 특히 토마토를 자주 먹는 사람일수록 전립선암에 걸리는 비율이 낮은 것으로 밝혀졌다.

리코펜은 생으로 먹기보다 가열해서 먹어야 이용 효율이 높아진다. 토마토 주스에 기름을 넣고 1시간 가열한 뒤 먹었더니 혈중 리코펜이 증가했다. 하지만 가열하지 않은 주스를 먹었을 때는 리코펜이 늘지 않았다는 연구 결과가 있다. 리코펜은 기름에 쉽게 녹는 성질이 있어 기름과 함께 가열하여 조리하면 장에서 효과적으로 흡수된다.

토마토와 올리브유, 파스타를 100℃에서 15분 가열한 것과 생토마토를 그냥 먹은 뒤에 항산화 성분의 혈중 농도를 비교한 연구도 있다. 이 연구에서도 올리브유를 넣고 가열해 만든 토마토 파스타를 먹은 쪽이 혈중 항산화 성분이 많았다. 리코펜의 차이는 근소했지만, 플라보노이드와 폴리페놀 같은 항산화 성분의 혈중 농도는 뚜렷하게 상승했다. 가열을 하면 성분의 일부가 사라지더라도, 열을 가해서 먹어야 토마토에 함유된 유용한 성분을 많이 흡수할 수 있는 것이다.

올리브유로 만든 토마토 소스는 리코펜을 효과적으로 섭취하는 데 가장 적합하다. 미네스트로네는 토마토로 만든 대표적인 수프로, 먹을 때 올리브유를 소량 추가하면 더욱 좋다.

우리 집에서도 토마토를 자주 쓴다. 토마토를 듬뿍 넣은 채소 수프나 토마토를 넣어 만든 각종 찜 요리가 식탁에 오른다. 토마토와 다양한 채소를 넣은 찜 요리를 먹으면 채소를 많이 섭취할 수 있고, 토마토의 유효 성분을 최대한 흡수할 수 있다. 고기의 풍미도 더 깊어진다.

제철 채소 달력

채소 수프를 만들 때는 제철 채소를 사용하자!
맛과 영양이 뛰어날 뿐 아니라 항산화물질도 풍부하다.

		1月	2月	3月	4月	5月	6月	7月	8月	9月	10月	11月	12月
봄	햇양파			■	■								
	파슬리			■	■								
	미나리			■									
	죽순				■								
	참나물			■	■	■							
	감자			■	■	■							
	청경채			■	■	■							
	양배추			■	■	■							
	부추			■	■	■							
	꼬투리째 먹는 완두			■	■	■	■						
	완두콩				■	■							
	껍질째 먹는 완두				■	■							
	마늘						■	■	■				
	아스파라거스						■	■					
여름	토마토						■	■	■	■			
	가지						■	■	■	■			
	그린빈						■	■	■	■			
	여주						■	■	■	■			
	피망						■	■	■	■			
	차조기						■	■	■	■			
	옥수수							■	■				
	모로헤이야							■	■				
	오크라							■	■				
	단호박							■	■	■	■	■	■
	풋고추							■	■				

재배와 보존 기술이 발달하여 대부분의 채소를 1년 내내 구할 수 있지만, 역시 제철 채소가 맛도 영양도 가장 좋다. 아래 표는 대략적인 기준이다.

		1月	2月	3月	4月	5月	6月	7月	8月	9月	10月	11月	12月
여름	동아							■	■	■			
	홍고추								■	■	■		
가을	당근	■	■							■	■	■	■
	파											■	■
	우엉				■	■	■					■	■
	브로콜리	■	■	■	■								
	느타리버섯									■	■		
	표고버섯				■	■					■	■	
	팽이버섯										■	■	
	마	■	■										
	무	■	■										
	배추	■	■									■	■
	방울양배추	■	■									■	■
	토란									■	■	■	■
겨울	콜리플라워	■	■	■	■							■	■
	순무	■	■	■								■	■
	쑥갓	■	■	■								■	■
	연근	■										■	■
	시금치	■	■	■								■	■
	소송채	■	■	■									
	경수채	■	■	■								■	■
	셀러리	■	■	■	■	■							
	양하	■	■	■								■	■
	유채	■	■	■									
연중	숙주	■	■	■	■	■	■	■	■	■	■	■	■

활성산소를 제거하는
효과적인 식품들

　　　　　채소 외에도 과일, 콩, 버섯, 차, 커피 등의 식물성 식품에는
다양한 항산화물질이 풍부하게 들어 있다.

　채소 수프에 콩이나 버섯을 추가하고, 디저트로 과일을 먹고, 식사하
면서 차나 커피를 마시는 등 평소의 식단에 뭔가를 더해보자. 몸의 항산
화력이 훨씬 높아지고 영양소를 더 균형 있게 섭취할 수 있게 되어 노화
와 암을 비롯한 성인병을 효율적으로 예방할 수 있다.

'과일'은 피토케미컬과 비타민 C의 보고

　　과일은 채소와 마찬가지로 피토케미컬과 비타민 C 등 항산화물질의 보고다. 대부분의 과일에 풍부하게 들어 있는 비타민 C는 항산화 작용뿐 아니라 항암 작용을 하며, 피부 노화와 감염증도 예방한다. 과일에 풍부한 피토케미컬은 다음과 같은 다양한 기능을 한다.

- **사과**
  케르세틴 → 심장병 예방, 암 예방, 항혈전, 항바이러스

- **귤, 파파야, 멜론, 감**
  카로틴 → 피부와 점막 등의 보호 기능 강화, 암 예방

- **블루베리, 포도 껍질**
  안토시아닌 → 항암, 항바이러스, 눈의 피로 회복

- **수박**
  리코펜 → 강력한 항산화 작용에 의한 항염증 작용

　　과일 중에서도 사과는 질병을 예방하는 효과가 뛰어나다. '사과를 매일 먹으면 의사가 필요 없다'라는 말을 뒷받침하는 연구도 많다.

　　1993년 네덜란드에서는 65~85세 성인 남성 805명을 대상으로 식사 내용을 5년 이상 세밀하게 조사하여 섭취 식품의 성분과 심장병 발생 빈도

를 알아보았다. 그 결과 홍차, 사과, 양파에 함유된 플라보노이드의 섭취량이 많을수록 심장병으로 사망하는 사람의 비율이 낮았다. 하루에 18g 이하로 사과를 거의 먹지 않는 사람은 하루에 사과를 110g 이상 먹는 사람과 비교했을 때 심근경색을 일으키는 빈도가 거의 2배에 달했다.

핀란드에서 10,054명을 28년간 추적한 연구에서도 비슷한 결과가 나왔다. 사과와 양파에 풍부한 케르세틴을 많이 섭취한 사람은 그렇지 않은 사람과 비교했을 때 심장병이나 만성질환에 의한 사망률이 낮았다. 케르세틴은 혈중 LDL콜레스테롤의 산화를 억제하여 혈관을 유연하게 유지시키고, 동맥경화를 방지함으로써 심장병을 예방한다.

도야마 의대의 다자루 겐지 명예교수의 연구에서는 사과의 수용성 식이섬유인 '펙틴Pectin'이 장내에서 발암물질을 만드는 유해균을 감소시켜 대장암을 예방한다는 사실이 밝혀졌다. 하루에 사과 한 개로 발암물질을 효과적으로 제거할 수 있는 것이다. 나 역시 매일 사과를 먹고 있다.

수박도 우수하다. 수박에는 리코펜 외에 '시트룰린Citrulline'이라는 아미노산이 함유되어 있다. 시트룰린은 몸에 독이 되는 암모니아를 요산으로 배출할 때 중요한 역할을 담당하는 화합물이다. 또한 혈압을 조절하는 아미노산인 '아르기닌Arginine'이 합성될 때 그 근원이 되는 물질이기도 하다.

암과 동맥경화를 예방하는
'콩의 사대천왕'

콩과 같은 종자류는 후손을 남기기 위한 DNA와 성장을 위한 영양소가 빈틈없이 들어 있는 하나의 생명체다. 산소와 자외선, 곤충, 곰팡이, 미생물로부터 생명을 지키기 위한 항산화물질을 다양하게 함유하고 있다.

팥, 검정콩, 녹두, 대두는 흔히 '콩의 사대천왕'으로 불린다. 어느 것이든 맹독성 지질 라디칼을 제거하는 강력한 항산화 능력이 있다. 색이 진한 팥과 검정콩의 항산화력이 가장 강하며, 그다음이 녹두, 대두 순이다.

팥과 검정콩, 녹두에는 암을 억제하는 안토시아닌이 풍부하다. 또한 대두의 이소플라본은 호르몬과 깊이 연관된 유방암과 전립선암을 예방하는 효과가 있다.

콩의 쓴맛과 떫은맛 성분인 '사포닌Saponin'은 항산화 작용이 뛰어나 몸속에서 지질의 산화를 막고 동맥경화를 예방한다. 따라서 암을 비롯해 다양한 성인병을 예방하고 싶다면 콩류를 적극적으로 섭취하는 것이 좋다.

암과 골다공증을 막는 '버섯'

버섯의 대표적인 성분은 피토케미컬의 일종인 '베타글루칸β-glucan'이다. 베타글루칸의 항암 작용은 많은 연구에서 증명되었다. 베타글루칸은 백혈구를 자극하여 '인터페론Interferon'의 생산을 촉진한다고 알려져 있다. 인터페론은 백혈구에 의해 만들어지는 물질로, 암세포의 증식을 억제하는 강력한 항종양 작용을 한다. 백혈구를 활성화시켜 인터페론을 많이 생성해 면역력을 높이면 암을 예방할 수 있다.

쥐에게 표고버섯 진액을 먹이면 인터페론의 분비가 촉진된다는 사실은 우리 팀의 실험에서도 확인되었다. 표고버섯뿐 아니라 잎새버섯(재배되기 전에는 희소성 때문에 '숲속의 보물'로 불렸으며, 혈당 저하와 항암에 탁월한 효과가 있는 것으로 알려져 있다), 영지버섯 등에도 유사한 항암 효과가 있다는 사실이 증명되었다.

버섯류에는 비타민 D가 되기 전 단계의 물질인 '에르고스테롤Ergosterol'도 많이 함유되어 있다. 비타민 D는 몸속에서 활성형 비타민 D₃로 바뀌어 소장의 칼슘 섭취를 촉진시킨다. 또한 혈액 내 칼슘을 뼈로 운반하여 골량 감소를 억제한다. 폐경을 맞은 여성은 특히 골다공증의 위험이 높으므로 버섯류를 적극적으로 섭취하여 예방하는 것이 중요하다.

녹차의 떫은 성분인 카테킨은 폴리페놀의 일종으로 강한 항산화 작용을 한다. 카테킨의 기능은 다채롭다. 살균 작용과 항바이러스 작용을 하고, 동맥경화를 예방하여 심장병을 막는 등 다양한 효과를 발휘한다.

카테킨의 암을 억제하는 작용은 동물 실험에서 이미 증명되었다. 현재는 카테킨이 헬리코박터균을 감소시켜 위암을 예방한다는 사실을 증명하고자 관련 연구가 진행되고 있다.

차에 풍부한 폴리페놀류는 몸속의 불필요한 철분을 체외로 배출시킨다. 철분이 많은 붉은 육류나 생선을 먹을 때 녹차, 홍차, 루이보스티 같은 차를 함께 마시면 철분을 감소시켜 활성산소의 발생을 막을 수 있다.

또한 네덜란드에서 실시한 연구에서는 홍차를 하루에 500㎖ 마시는 사람은 250㎖를 마시는 사람에 비해 심장병에 걸리는 비율이 50%나 낮아진다는 사실이 밝혀졌다. 이는 홍차에 포함된 케르세틴의 효과다.

'커피'의 항산화력은 적포도주를 능가

커피콩에는 강력한 항산화 기능을 발휘하는 폴리페놀이 가득 들어 있다. 대표적인 성분이 '클로로겐산'이다. 커피콩을 로스팅하면 독특한 깊은 향이 퍼지는데, 그 향의 근원이 커피콩의 클로로겐산에서 나오는 '카페인산Caffeic acid'이다. 커피의 폴리페놀은 적포도주에 함유된 플라보노이드를 능가하는 강력한 항산화력을 지녔다.

항산화 기능이 강한 커피는 암을 예방하는 효과가 뛰어나다. 아이치현 암센터의 이노우에 마사미·다지마 가즈오 박사 그룹은 병원을 방문한 소화기암 환자 1,706명(식도암 185명, 위암 893명, 결장암 362명, 직장암 266명)과 암이 아닌 40세 이상의 외래 환자 21,128명을 대상으로 조사를 실시했다. 커피를 하루에 3잔 이상 마시는 사람은 직장암 발생률이 54% 낮다는 결과를 얻었다. 다만 마시는 양이 적은 경우에는 효과가 확실치 않아 앞으로의 연구 과제로 남아 있다. 그러나 적어도 하루에 3잔 정도의 커피는 암 예방에 도움이 된다고 여겨도 좋다.

항암제, 혈압강하제와 맞먹는다!

운동은 약

활성산소를 이기는
강한 심신을 기르는 비책

적당한 운동은

암, 고혈압, 당뇨병의 위험을 줄인다

암 예방법을 알려달라는 말을 들으면 나는 가장 먼저 채소 수프를 권한다. 그다음으로 권하는 것이 바로 운동이다. 강연에서도 반드시 몸을 움직이라고 항상 말한다. 운동이 질병 예방에 효과가 있다는 사실은 수많은 연구에서 증명되었다. 특히 산소를 들이마시면서 하는 유산소 운동이 항산화 효과가 높다.

다음의 그래프를 보자. 유산소 운동을 하는 사람일수록 암, 고혈압, 당뇨병의 발병 위험이 줄어든다. 줄어든 비율은 혈압강하제나 항암제의

유산소 능력과 성인병 발병의 관계

**평소 적당한 운동(유산소 운동)을 하는 사람일수록
성인병 위험이 적고 사망률도 낮다.**

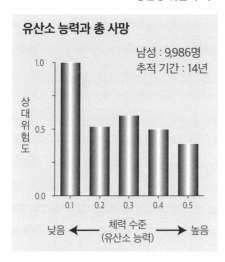

유산소 능력과 총 사망

남성 : 9,986명
추적 기간 : 14년

상대위험도

체력 수준
(유산소 능력)
낮음 ← → 높음

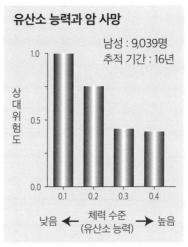

유산소 능력과 암 사망

남성 : 9,039명
추적 기간 : 16년

상대위험도

체력 수준
(유산소 능력)
낮음 ← → 높음

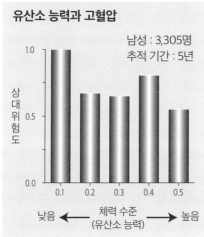

유산소 능력과 고혈압

남성 : 3,305명
추적 기간 : 5년

상대위험도

체력 수준
(유산소 능력)
낮음 ← → 높음

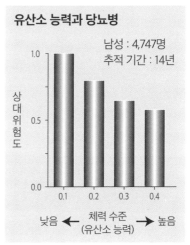

유산소 능력과 당뇨병

남성 : 4,747명
추적 기간 : 14년

상대위험도

체력 수준
(유산소 능력)
낮음 ← → 높음

* 운동량이 어느 정도 이상이 되면, 낮아지는 비율은 그리 크지 않다.

유효성과 비교해도 뒤지지 않는다. '운동은 약'이라 해도 과언이 아니다.

심폐 기능이 높은 사람일수록 사망률은 낮아진다. 심폐 기능은 혈액을 전신에 순환시키는 심장 기능과 산소를 들이마시는 폐 기능을 말한다.

심장과 폐의 기능이 높아지면 혈액순환이 원활해지고 내장 기능이 향상되어 면역력이 높아진다. 병에 대한 저항력도 생겨 병에 걸리더라도 위중한 상태에 이르지 않게 된다. 이러한 심폐 기능을 높이려면 걷기, 수영, 요가, 태극권 같은 유산소 운동이 효과적이다. 근력을 강화하기 위해서는 근육에 저항을 주는 덤벨 스트레칭이나 스쿼트 등이 좋다. 근육을 강화하면 지구력이 생겨 쉽게 피곤해지지 않는다.

뿐만 아니라 운동하는 습관을 들이면 자세가 좋아지고 몸놀림도 가벼워져 살이 잘 찌지 않는 등 신체를 활기차게 유지할 수 있다.

운동으로 활성산소에 대한 방어력을 키운다

스트레스 해소에도 운동을 활용하자. 현대인은 일이나 가정, 대인관계 등으로 항상 스트레스를 받는다. 우울증까지는 아니더라도 스트레스로 짜증이 나거나 의기소침해질 때가 많다. 이런 스트레스 상태 역시 활성산소를 증가시키는 원인이 된다.

스트레스는 내장과 혈관의 기능을 조절하는 자율신경을 자극하여 교감신경이 과도하게 작용하도록 만든다. 교감신경은 혈관을 수축시키는 역할을 하기 때문에 과도하게 작용하면 혈액의 흐름이 나빠진다. 그러면 혈류는 다시 원래의 상태로 회복하기 위해 활동하는데, 이때 다량의 활성산소가 발생하면서 여러 질환의 원인이 된다.

이때 운동을 하면 심신의 컨디션을 조절하여 스트레스에 지지 않는 몸과 마음을 기를 수 있다. 운동으로 우울한 기분을 해소한 경험이 있는 사람이 많을 것이다. 운동은 가벼운 우울증을 개선하는 데도 효과적이다.

운동을 하면서 산소를 많이 소비하면 활성산소가 증가한다. 하지만 이는 숨이 찰 정도로 힘든 운동을 했을 경우다. 조금 땀이 날 정도의 가벼운 운동은 몸속의 항산화물질을 늘려 활성산소에 대한 방어력을 키운다는 사실이 여러 연구에서 밝혀졌다.

운동에 대한 최근의 연구 중 쓰쿠바대학의 소야 히데아키 교수가 운동생리학상 중요한 사실을 알아냈다. 그는 가벼운 운동을 하면 전두엽의 앞부분과 해마의 기능이 활발해져 실행 능력과 기억·인지 기능이 높아진다는 사실을 발견했다. 즉, 운동을 하면 의욕적이고 즐거운 감정이 고양되며, 알츠하이머에도 효과적일 수 있다는 사실을 보여준다.

지금까지 운동이 부족했던 사람이라면 과도한 운동보다 가볍게 산책하는 것을 추천한다. 몸을 움직이면서 자연스레 자신의 체력에 맞는 운동을 구성하게 될 것이다.

30년 넘게 유지한 아침 운동 습관

나는 30년간 가벼운 운동으로 아침을 시작해왔다. 자동차 엔진을 예열하듯이 매일 아침 식사 전에 몸을 움직이면, 머리가 맑아져서 좋은 컨디션을 유지할 수 있다.

학창시절에 조정부원이었던 경험을 살려 처음 10분 정도는 로잉머신을 하며 땀을 흘린다. 논문을 쓰다 보면 어깨가 심하게 뭉치는데, 로잉머신을 하면 어깨가 매우 편안해진다. 그다음에는 스트레칭으로 10여 분간 온몸을 푼 뒤 집 밖으로 나가 20분 정도 걷는다. 집 근처에 호수가 있어 호수 주변의 산책로가 주로 걷는 코스다. 이른 아침의 공기는 무척 상쾌해서 수면을 바라보며 걸으면 기분이 더없이 좋아진다. 집에 돌아오면 몹시 배가 고파져서 아침에 먹는 채소 수프가 더 맛있게 느껴진다.

아침 운동 외에도 자전거로 출퇴근을 하며 몸을 더 움직이려고 노력한다. 봄에는 신록이 아름답고, 가을에는 나무숲의 색깔이 시시각각 알록달록하게 변한다. 사계절의 변화를 피부로 느끼는 소중한 시간이다.

마에다 히로시 교수의 아침 운동 메뉴

- 로잉머신 10분
- 스트레칭 10분
- 걷기 20분
- 자전거 출퇴근 편도 15분

아내도 매일 아침 40~50분 정도 걷는다. 오래 걷는 것이 두렵지 않고, 체력이 붙었다고 한다. 나도 아내도 80세를 눈앞에 둔 나이에 큰 병 없이 건강하게 지내는 것은 채소 수프를 맛있게 먹고, 즐겁게 운동을 지속한 덕분이라고 생각한다.

"

암의 진리를 밝힌 세계적 연구와
암을 예방하는 채소 수프

"

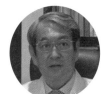

전 하버드대학 의학부 준교수·아자부의원 원장
다카하시 히로시

1951년 일본 사이타마현 출생. 도쿄지케이카이 의과대학을
졸업하고, 1985년 하버드대학 의학부에서 유학했다. 하버
드대학 부속 매사추세츠 종합병원에서 준교수가 되었고, 이
때 실시한 간염과 암에 대한 연구가 《사이언스》, 《네이처》
등 세계 최고 수준의 과학 잡지에 게재되었다. 피토케미컬
연구가로, 2008년 의료법인 베리타스 메디컬파트너스 이
사장, 2009년 아자부의원 원장에 취임했다.

암에만 약제를 전달하는 시스템을
세계 최초로 발견

    '암과 어떻게 맞서 싸울 것인가?'라는 문제는 환자는 물론 의사와 의학자에게도 커다란 과제다.

    마에다 히로시 교수는 오랫동안 항암제 연구에 매진해왔다. 그리고 드럭 딜리버리 시스템(DDSDrug Delivery System)을 사용한 'SMANCS'라는 약을 세계 최초로 개발하는 데 성공했다. DDS란 정상세포를 손상시키지 않고 암 조직에만 집중적으로 약제를 보내는 시스템을 말한다.

    암세포만 공격하는 항암제는 암 치료에 임하는 모든 사람의 염원이라고 할 만큼 오랜 꿈이었다. 항암제를 사용하면 반드시 부작용이 생긴다. 항암제가 세포의 분열 원리를 이용해 만들어진 약이기 때문이다. 세포 분열이 빠른 정상세포는 암세포와 마찬가지로 항암제의 표적이 된다.

    '암세포에만 도달하는 항암제가 생기면 부작용이 억제되어 암 치료율도 비약적으로 높아질 것이다'라고 수많은 연구자가 생각한다. 하지만 이를 실현하는 데는 헤아릴 수 없이 많은 어려움이 도사리고 있다.

    마에다 히로시 교수는 그 어려움을 뛰어넘어 새로운 진리에 도달했다. 그의 연구 결과는 세계의 많은 연구자에게 인용되었고, 그 인용된 횟수에 따라 2016년에는 '톰슨 로이터Thomson Reuters 인용상'이라는 명예로운 상을 받았다. 노벨화학상 후보에도 이름을 올린 연구자다.

진리를 추구하여 도달한 항암제 연구

　3년 전쯤 강연을 하러 구마모토에 갔을 때 마에다 히로시 교수를 처음 만났다. 우리는 곧바로 의기투합하여 서로의 연구에 대해 이야기꽃을 피웠고, 정신을 차리고 보니 다섯 시간이 훌쩍 지나 있었다.

　그리고 뜻하지 않게 몇 가지 공통점을 가지고 있다는 사실도 알게 되었다.

　나는 병원을 개업하기 전 15년간 하버드대학에서 간염과 암 면역요법 등을 연구했다. 그때 실시한 연구에서 암세포에 특이성이 높은 항체를 활성화된 림프구에 주입하면, 활성화된 림프구가 암세포에만 도달하여 오래 머물면서 강력한 항암 작용을 발휘한다는 사실을 알게 되어 세계 최초로 증명했다.

　마에다 히로시 교수 또한 정상세포와 암 조직의 혈관 크기의 차이에서 연구의 실마리를 착안했다. 암 조직은 정상세포보다 모세혈관의 구멍이 크기 때문에 커다란 물질도 통과할 수 있다. 그래서 암 조직의 혈관 구멍만 통과하는 크기로 항암제를 만들어 암세포에만 도달하도록 한 것이다. 게다가 마에다 히로시 교수는 항암제의 크기를 키우면 항암제가 그대로 암 조직에 장시간 머물러서 항암 작용이 늘어난다는 사실도 발견했다.

　주시하는 부분은 다르지만, 우리 둘 다 암세포에만 도달하는 새로운 항암제를 연구해왔다. 그리고 시기는 달라도 그 역시 4년간 하버드대학의 암 연구소에서 암을 연구했다. 하버드대학의 핵심 교훈은 '베리타스Veritas'다. '진리'를 뜻하는 라틴어로, '진리를 명확히 한다'는 것이 하버드 교육의 중심이다. 진리를 깊이 탐구하려면 폭넓은 지식을 널리 받아들이고 과거의 연구를 빠짐없이 배워야 한다. 그리고 거기에서 무엇이 문제인지 어떻게 하면 해결할 수 있을지 깊이 고민해야 한다. 그렇게 해야 비로소 진리가 보인다.

마에다 선생이 도달한 진리는 정상세포와 다른 암의 실체를 깨달은 것이다. 그것이 SMANCS라는, 암세포에만 듣는 세계 최초의 항암제 개발로 이어졌다.

'채소로 암을 예방한다'는 진리

마에다 히로시 교수와 나의 또 다른 공통점은 '채소 수프'다.

항암제 연구를 오랫동안 해온 사람은 암 예방에 무관심할 수가 없다. 암을 고치고 싶다는 마음과 동시에 암에 걸리지 않으려면 어떻게 해야 좋을지를 항

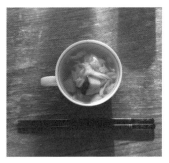

피토케미컬 수프는 365일 거르지 않는다.

상 생각한다.

마에다 히로시 교수는 항암제 연구를 하던 중 발암에서 전이에 이르는 모든 단계에 활성산소가 관여한다는 사실을 밝혀냈다. 활성산소를 제거하면 암을 예방할 수 있다는 사실도 오래전부터 인지했을 것이다.

그래서 그는 채소의 항산화력에 주목했다. 그 항산화물질이 다름 아닌 내가 오랫동안 연구해온 '피토케미컬'이다. 피토케미컬은 강력한 식물성 항산화물질로, 활성산소를 제거하고 면역력을 높이는 작용을 한다.

피토케미컬과 비타민 A·C·E, 식이섬유 등 채소의 놀라운 힘이 가득 들어 있는 음식이 바로 이 책에서 소개하는 '채소 수프'다. 나 역시 동일한 수프를 '피토케미컬 수프'라고 이름 붙인 뒤 15년 전부터 지금까지 매일 마시고 있다. 임상의가 된 뒤로는 치료의 일환으로 환자들에게도 권하고 있다.

피토케미컬 수프를 먹은 환자 중에는 암의 진행이 억제되거나 항암제의 부작용이 사라지거나 면역력이 높아지는 등 병이 차도를 보이는 다양한 사례가 잇따르고 있다. 또한 비만, 당뇨병, 고혈압, 간염 등 성인병 예방이나 개선에도 놀랄 만한 효과가 있었다.

나와 마에다 히로시 교수는 서로 전혀 다른 분야에서 암을 연구하기 시작했지만, 도달한 지점은 매우 유사하다. 바로 '채소의 힘을 빌려 건강해지는 것'이다. 이 역시 진리를 명확히 탐구하여 얻은 하나의 '베리타스'라고 생각한다.

앞으로는 암의 예방에 힘을 쏟아야 할 시대다. 한 명이라도 더 많은 사람이 채소 수프 섭취를 습관으로 삼아 암과 성인병이 얼씬도 못하도록 건강을 유지하길 간절히 바란다.

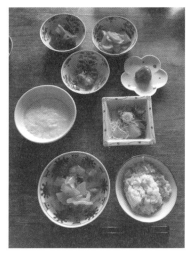

다카하시 히로시 원장의 아침 식사. 가득 담은 피토케미컬 수프에 현미밥과 간 마, 채소 절임을 곁들인다.

봄이 오면 나무들이 연둣빛으로 빛난다.

여름이 되면 숲이 진녹색으로 뒤덮인다.

공기가 서늘해지는 가을이면 초록 잎이 울긋불긋 물들어 떨어지고, 겨울을 날 준비를 시작한다.

자전거를 타고 연구소로 향하는 길에 자연을 관찰하는 것은 나의 큰 즐거움이다. 매일 바라보는 풍경이지만 조금도 질리지 않는다. 식물이 보여주는 변화에 하루하루 눈길을 빼앗기고 깜짝 놀라며 마음이 설렌다.

사계절을 수놓는 나뭇잎의 녹색은 클로로필, 노란색과 주황색은 카로티노이드, 빨간색은 플라보노이드와 같은 색소에서 비롯된 것이다. 식물은 내리쬐는 자외선이나 덤벼드는 해충, 바이러스로부터 스스로를 지키기 위해 이러한 색소 즉, 방어물질을 만든다.

식물의 이 방어물질이 만병의 근원인 활성산소를 격퇴하는 항산화물질이라는 사실을 30~40년 전에 알게 되었다. 항암제 연구를 하는 동시에 암 예방 연구에 골몰해온 나는 식물이 인간에게 선물하는 기능을 알고 압도되었다.

채소 수프를 섭취하는 것은 암을 비롯한 다양한 질환에 대한 최대의 방어막이자 최강의 예방책이다. 20여 년 전 실험에서 이 결론에 도달했을 때 느낀 기쁨은 지금도 여전히 생생하다. 채소와 과일을 먹어 식물의 힘을 빌리기만 하면 우리에게 가장 큰 위협 요소인 활성산소로부터 몸을 지킬 수 있는 것이다. 이 얼마나 고마운 일인가.

암 예방 등 건강을 유지하기 위해 일본 후생노동성에서 권고하는 하루 필요 채소 섭취량은 성인 기준으로 350g 이상이다. 하지만 유감스럽게도 일본인이 하루에 먹는 평균 채소 섭취량은 285.5g으로 목표량의 83% 정도다. 특히 20~40대의 섭취량이 부족하여 목표의 64~73% 정도에 그친다.

부족한 분량을 무게로 따지면 토마토 한 개 정도다. '그 정도면 괜찮지 않나?'라고 생각할지도 모른다. 하지만 질병을 예방하려면 하루하루의 축적이 중요하다. 평소에 채소를 듬뿍 섭취해두면 질병을 예방하는 효과가 높아진다. 채소 수프를 먹으면 목표량은 거뜬히 섭취할 수 있다.

모든 사람이 채소 수프 섭취를 습관으로 삼았으면 좋겠다. 활성산소를 제거하여 병을 모르고 사는 건강한 삶을 즐기기를 진심으로 바란다.

옮긴이 강수연

이화여대 신문방송학과를 졸업한 뒤 YTN과 네이버 뉴스팀에서 14년간 뉴스를 취재하고 편집했다. 3년간의 도쿄 생활 후 글밥 아카데미 일본어 출판번역 과정을 수료했으며, 바른번역 소속 번역가로 원작의 결을 살려 옮기는 번역 작업에 정성을 다하고 있다. 《가르치는 힘》, 《괜찮아 다 잘되고 있으니까》, 《42세에 첫 회사를 시작하면서 얻은 교훈 20가지》, 《가족이 날 아프게 한다》, 《좋아하는 일만 하며 재미있게 살 순 없을까》, 《힘 있게 살고 후회 없이 떠난다》 등을 기획 · 번역했다.

최강의
야채 수프

펴낸날 초판 1쇄 2018년 8월 1일 | 초판 10쇄 2024년 10월 31일

지은이 마에다 히로시
옮긴이 강수연

펴낸이 임호준
출판 팀장 정영주
편집 김은정 조유진 김경애
디자인 김지혜 | **마케팅** 길보민 정서진
경영지원 박석호 유태호 신혜지 최단비 김현빈

인쇄 (주)웰컴피앤피

펴낸곳 비타북스 | **발행처** (주)헬스조선 | **출판등록** 제2-4324호 2006년 1월 12일
주소 서울특별시 중구 세종대로 21길 30 | **전화** (02) 724-7664 | **팩스** (02) 722-9339
인스타그램 @vitabooks_official | **포스트** post.naver.com/vita_books | **블로그** blog.naver.com/vita_books

ISBN 979-11-5846-250-5 13510

비타북스는 독자 여러분의 책에 대한 아이디어와 원고 투고를 기다리고 있습니다.
책 출간을 원하시는 분은 이메일 vbook@chosun.com으로 간단한 개요와 취지, 연락처 등을 보내주세요.

비타북스는 건강한 몸과 아름다운 삶을 생각하는 (주)헬스조선의 출판 브랜드입니다.

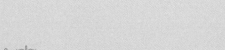

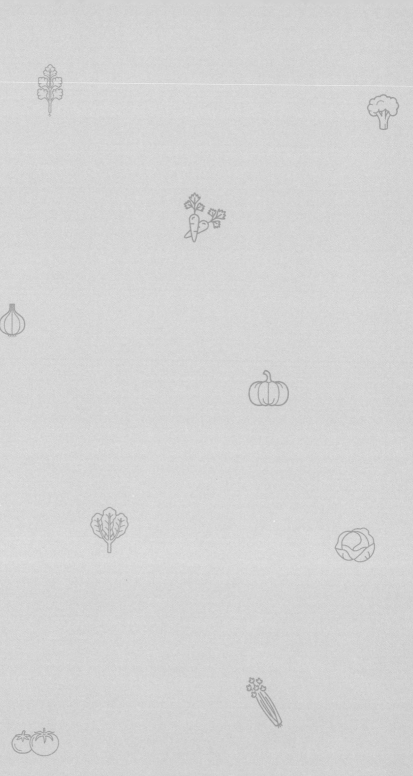